KB053348

女性건강,
냉증을 잡아야
보인다

女性건강,
냉증을 잡아야
보인다

지 은 이 | 김남선 · 안정은
펴 낸 이 | 김원중

편 집 주 간 | 김무정
기   획 | 허석기
디 자 인 | 조채숙
제   작 | 박준열
관   리 | 허선욱, 정혜진
마 케 팅 | 박혜경

초 판 인 쇄 | 2023년 04월 15일
초 판 발 행 | 2023년 04월 20일

출 판 등 록 | 제313-2007-000172(2007.08.29)

펴 낸 곳 | 도서출판 상상나무
             상상바이오(주)
주   소 | 경기도 고양시 덕양구 고양대로 1393 상상빌딩 7층
전   화 | (031) 973-5191
팩   스 | (031) 973-5020
홈 페 이 지 | http://smbooks.com
E - m a i l | ssyc973@hanmail.net

ISBN 979-11-86172-76-6 (03510)
값 15,000원

* 잘못된 책은 바꾸어 드립니다.
* 본 도서는 무단 복제 및 전재를 법으로 금합니다.

■ 손발과 몸이 차가운 여성들을 위한 치료법

女性건강, 냉증을 잡아야 보인다

| 김남선 · 안정은 저 |

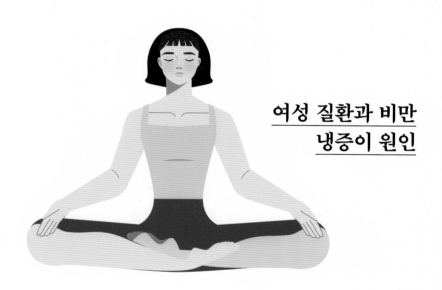

여성 질환과 비만
냉증이 원인

상상나무

여성건강, 냉증을
먼저 잡아야 합니다

저는 오랜 기간 한의원을 운영 하면서 수 많은 환자들을 진료했습니다. 제 전문이 폐와 연결되는 호흡기 질환이다 보니 관련된 환자가 많았습니다. 그런데 이 중에서도 반을 넘어 60% 정도가 여성 환자였습니다.

이는 여성들이 음식을 조리하거나 청소를 하면서 미세먼지에 노출도 되었지만 그만큼 자신의 몸 보다는 가족 건강을 먼저 챙겼기 때문이 아닐까 생각도 듭니다.

그런데 제가 여성들을 한의원에서 진료하면서 호흡기 질환 외에도 상당히 많은 분들이 냉증을 갖고 있다는 것을 발견하게 되었습니다.

그런데 정작 본인들은 여성이라면 냉증이 있는 이가 많고 이는 체질의 문제라 여기고 심각하게 여기는 것 같지 않았습니다. 그러나 냉증은 여성이 아주 잘 관리하여 할 증상입니다.

한의학적으로 보면 냉증은 여성에 많습니다. 주변에도 나와 비슷한 사람이 많으니 대수롭지 않게 여기고 이를 방치할 경우, 또 다른 질병이 이어 찾아오게 됩니다.

주로 손과 발에 나타나는 이 냉증은 다른 사람이 추위를 느끼지 않을 만한 온도에서도 손이나 발의 냉기를 과도하게 느껴 불편함을 겪는 질환입니다. 실내에서 두터운 수면양말을 겹쳐 신고도 발이 시리다고 하시는 분들이 있습니다. 이렇게 수족냉증이 심한 분들은 추춘 겨울이 무척이나 두렵습니다.

이 냉증은 다양한 여러 원인 질환에서 나타날 수 있기 때문에, 그 진단이 매우 중요합니다. 다른 질환이 없더라도, 호르몬 변화나 정신적 스트레스 등으로 교감신경이 항진되어 혈관이 수축해서 나타나기도 합니다.

저는 그동안 폐관련 호흡기 진단과 치료에 역점을 두어 왔지만 이제는 여성들의 상당수가 고통받고 있는 냉증 치료에도 관심을 갖고 치료에 나서고 있고 이를 위해 저희 영동한의원 안정은 부원장과 이 책을 밀도있게 집필하게 되었습니다.

모두 6부까지 나누어 정리한 이 책은 여성냉증에 대한 진단과 증상 등 개괄적인 설명을 시작으로 냉증과 여성질환, 냉증 비만과 알레르기, 냉증과 성장장애, 폐 COPD 냉증 체질, 냉증 체질 개선 방법 등을 상세히 다루고 있습니다.

이 냉증의 원인을 양방에선 현재까지 명확히 밝혀내지 못하고 있습니다. 대체로 추위와 같은 외부 자극에 교감신경 반응이 예민해져 혈관이 수축되면서 손이나 발과 같은 말초 부위에 혈액공급이 줄어 과도하게 냉기를 느끼는 것으로 알려져 있을 뿐입니다.

그러나 냉증은 다양한 원인 질환에 의해 생길 수 있고 워낙 오랜 기간 여성들이 앓아온 질병이어서 한방적인 치료방법은 다양하게 나와 있습니다. 따라서 이 책을 읽으시면 냉증의 원인을 알고 자신의 증세를 대입시켜 가장 바람직한 치료방법을 찾아내실 수 있으시리라 여겨집니다.

저는 그동안 폐질환 등 COPD와 호흡법 등 20여권이 넘는 책을 출판했는데 '여성냉증'에 관한 책은 이번이 처음이라 나름대로 의미가 있습니다.

냉증은 만병의 근원입니다.

모쪼록 이 책을 통해 많은 여성들이 냉증을 예방하고 치료하는 데 도움을 받아 건강하고 활력 넘치는 삶을 사시길 기원합니다.

2023년 4월 5일 영동한의원에서

김남선 원장

목차

3부
냉증과 비만, 알레르기   89

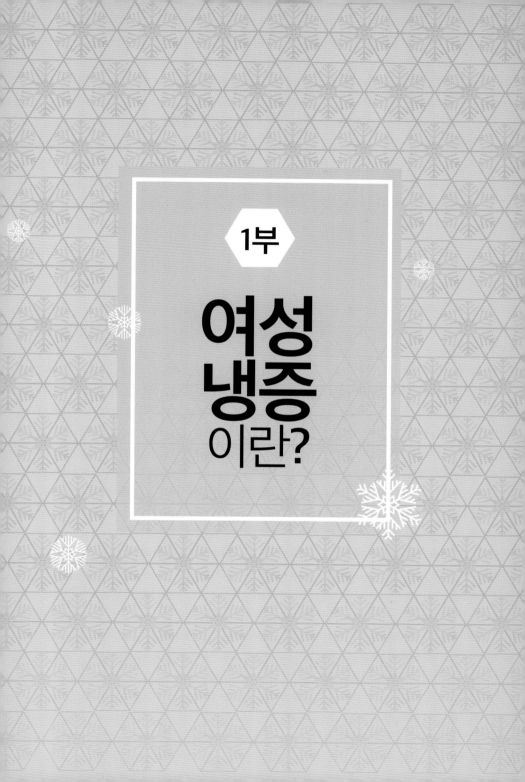

1부

여성
냉증
이란?

❄ ❄ ❄

얼음장처럼 차가운 몸, 도대체 원인이 뭔가요

회사원 A양은 28세의 미혼인데 스스로 느끼기에 늘 몸이 차다고 호소합니다. 손발이 찬 것은 기본이고 몸 전체가 늘 시린 느낌을 받는다고 합니다. 사시사철 몸이 냉한 A양은 겨울엔 늘 '보온팩'을 끼고 있고 여름에도 에어컨을 켜지 못하고 살고 있습니다.

여성에 유독 많은 냉증은 어떤 질병인가요. 일단 냉증은 추위를 느낄 수 없는 일반적인 환경에서도 쉽게 신체의 냉감을 느끼는 증상을 말합니다. 한 연구에 따르면 우리나라 여성의 약 12%가 수족냉증을 호소하고 있다고 합니다.

실제 한의원 진료 현장에서도 10명 중 3~4명 이상이 손·발이 차갑다고 호소할 정도니 냉증은 여성들에게서 흔히 발생하는 증상이라고 할 것입니다. 냉증 질환이 있으면 손·발과 함께 어깨·배·허리·무릎 등 신체 다양한 부위가 얼음장처럼 차갑습니다. 특히 냉증이 있으면 신체 특정 부위 뿐만 아니라 전신 체온도 낮아지는 것이어서 외부 바이러스에 대항하는 면역력이 떨어지고 여성 질환의 단초를 제공합니다.

몸의 체온이 1도만 올라가도 몸의 면역력은 엄청나게 올라간다고 합니다. 암을 치료하는 여러 치료방법 중에 '온열치료'가 있습니다. 여러 가지 방법을 사용해 몸의 체온을 높여 스스로 암세포를 죽이는 방법으로 이미 다양한 암에 적용돼 활용되고 있습니다.

그렇다면 도대체 냉증이 발생하는 원인이 무엇일까요.

그러나 아쉽게도 냉증의 원인은 아직 명확하게 밝혀지지 않았습니다. 현재까진 신체 끝 부분인 말초 부위 혈액순환 문제로 손·발의 온도가 낮아지는 것으로 생각합니다.

한의학적 관점에서 냉증을 진단하기 전에 몸의 각 장기도 뜨겁고 차가운 것이 있습니다. 그래서 심장은 열이고, 콩팥은 냉입니다. 심장과 콩팥이 항상 균형을 잘 이뤄야 체온이 유지되고 문제를 일으키지 않습니다.

이 이론을 바탕으로 미루어 보면 냉증은 온 몸에 혈액을 보내는 심장 기능이 약해진 것에서 시작합니다. 이 때문에 오장육부와 손·발 등 신체 말단 부위까지 몸 구석구석을 따뜻하게 하는 신체 기능이 떨어지는 것입니다.

그렇다면 냉증의 주요 증상을 알아보도록 하겠습니다. 대략 9가지 정도가 흔히 냉증여성에게 나타나는 공통증세라고 할 수 있습니다.

냉증여성에 나타나는 공통 증상

＊ 손·발이 얼음장처럼 차다
＊ 배가 차고 부글거린다
＊ 허리 주변이 서늘하다
＊ 어깨가 차다
＊ 무릎이 시리다
＊ 목·어깨·등 주변 근육이 잘 뭉친다
＊ 무릎·발목, 손가락 등 관절이 부드럽지 않고 뻣뻣하다
＊ 소화불량이 잦고, 설사를 한다
＊ 두통, 어지럼증이 자주 발생한다

앞에서 제시한 증세를 자가진단해 3-4개 이상이 자신에게 해당 된다면 이는 냉증을 앓고 있는 것이고 1~2개에 해당 된다면 서서히 냉증에 다가서고 있다고 보아도 무방합니다.

그런데 냉증은 스스로 발병되는 부분도 있지만 외부적 여건에 의해 생기거나 냉증을 일으키는 요인들도 있음을 잘 알아야 합니다.

이런 점에서 여름은 냉증을 악화시키는 요인이 많은 계절입니

다. 대표적인 것 3개를 고르면 바로 에어컨와 찬 음식, 짧은 옷입니다. 이 3가지 요소는 외부 냉증과 내부 냉증에 모두 영향을 준다는 사실을 상식으로 잘 알아 두어야 합니다.

먼저 에어컨과 짧은 옷은 외부 냉증과 관련 있습니다. 에어컨 등 차가운 냉방에 오랫동안 노출되면 피부 체온이 손실됩니다. 노출이 많은 여름 패션은 이 같은 상황을 부추기게 되는 것입니다. 이 때문에 혈관을 비롯해 신체가 급격하게 수축하면서 혈액순환 장애가 발생하고 갑자기 냉증을 일으키게 되는 것입니다.

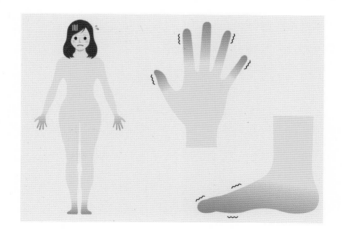

여름철은 더우니 차가운 음식 섭취가 많게 됩니다. 그런데 차가운 음식은 몸 안의 내부 냉증을 일으킨다는 사실을 건강상식으로 알고 있어야 합니다. 차가운 음료, 냉국수, 아이스크림, 과일, 생야채 등 이런 찬 음식은 모두 내부 냉증의 원인이 됩니다. 이처럼 여름은 내·외부 냉증에 모두 영향을 주는 요소가 많아 겨울 못지않게 냉증을 호소하는 환자들이 많습니다.

　　다시 한번 냉증 원인을 정리하자면 외부 냉증은 에어컨과 짧은 패션이 내부 냉증은 찬음료 등 여름철 찬 음식이 그 원인을 제공한다는 사실을 꼭 염두에 두어야 합니다.

　　그래서 여성들은 가방에 가벼운 긴팔 가디건을 준비했다가 냉방이 강한 지하철 안이나 사무실에서 체온을 유지하면 좋고 가급적 찬 음식 찬 음료를 피하는 것이 최선의 냉증 예방이라고 할 것입니다. 적은 언제나 가까이에 있습니다.

냉증을 방치하면
찾아오는 손님, 여성질환

여성 냉증은 단순히 손·발 등 신체 특정 부위가 찬데 그치지 않는 것이 문제입니다. 나는 원래 몸이 찬 체질이니 그러러니 하고 계속 견디고 참기만 한다면 또 다른 문제가 찾아 오는 것입니다.

그렇다면 여성냉증이 여성에게 미치는 가장 안좋은 결과는 무엇일까요. 몸이 차면 결국 혈액순환이 잘 되지 않는다는 것입니다. 냉증이 전신 혈액순환에 영향을 줘 여성에게 무엇보다 중요한, 임신과 출산을 책임지는 생식기 건강에 나쁘게 작용합니다. 냉증이 심해지면 두통, 몸살, 코막힘, 목·어깨 통증은 물론 △생리통 △월경불순 △PMS(월경전장애) △갱년기 장애 △난임 △성기능장애 등 여성 질환으로 이어질 수 있다는 것을 꼭 알아 두어야 합니다.

앞에서도 강조했지만 여성 냉증은 단순히 손·발이 찬 증상에 그치지 않고 여성이 겪는 알레르기 질환과 월경통 등 다양한 질환을 일으키는 중요한 원인 중 하나입니다. 냉증은 수분 대사가 정체돼 생기는 수독증(水毒症)에 따른 주요 증상입니다.

평소 손·발이나 아랫배 주변이 차가운 증상을 당연하게 받아들이며 생활해서는 안됩니다. 한방에선 여성 냉증과 관련해 수독증이라는 개념으로 접근합니다. 인체 순환이 원활하게 이뤄지지 않으면 수분 대사가 정체하고, 체내에 고인 수분은 수독이 돼 신체 내부 심부온도를 떨어지게 한다는 한의학적 접근입니다. 이 때문에 결국 냉증을 비롯해 순환장애를 악화시킨다고 보는 것입니다.

냉증 여성들은 보통 대사가 떨어지며 피하에 수분이 많이 차 있습니다. 때문에 물살이 찌거나 부종이 쉽게 생깁니다. 이렇게 수분이 많이 차 있으면 몸이 쉽게 차가워져 냉증이 쉽게 발생합니다.

따라서 손·발·얼굴이 쉽게 붓고, 물렁거리는 물살이 많으며, 질분비물이 과도하게 발생하는 증상도 모두 수독의 증거입니다.

수독이 많이 쌓여 냉증이 악화하면 전신을 골고루 순환해야 하는 열은 위로 오르게 됩니다. 우리 몸은 따뜻한 기운과 차가운 기운이 서로 적절히 제어되며, 순환해야 건강한 상태를 유지합니다.

하지만 냉증으로 인해 차가운 물이 아래에 쌓여 있으면 따뜻한 열은 쉽게 내려가지 못하고 몸의 상부로 몰립니다. 이 때문에 △얼굴 화끈거림 △발진 △두통 △가슴 두근거림 등의 증상이 발생하게 되는 것입니다.

더구나 여성의 가임기에 냉증이 문제가 되는 것은 △생리통 △

생리불순 △난임 등과도 연결될 수 있기 때문입니다. 냉증 여성들은 출산 후에도 산후풍에 걸리기 쉽고, 폐경기를 지나도 심한 수족냉증과 피로감을 많이 호소합니다. 출산 후, 갱년기에 갑작스럽게 냉증이 찾아오는 여성들도 흔히 볼 수 있습니다. 얼굴에 열이 많이 올라도 근본 원인은 냉증에 있는 경우가 많은 이유입니다. 이 수독증에 따른 신체적 증상을 알아보겠습니다.

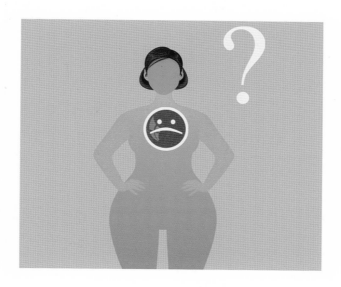

수독증에 따른 냉증 여성의 신체 증상

* 손·발·얼굴이 쉽게 붓는다
* 물렁거리는 물살이 많다
* 질 분비물이 과도하게 발생한다
* 얼굴 화끈거림이 있다
* 발진이 생긴다
* 두통이 심해진다
* 가슴 두근거림이 있다

냉증이 수독증 증상으로 넘어가 나타나는 신체 증상을 살펴 보았습니다. 이제는 이 증상들을 바르게 치료하고 완화시켜는 방법을 찾아야 할 것입니다.

근육을 만들고
열대사량(熱代謝量)를 키워라

여성의 냉증과 이와 동반되는 알레르기는 초경을 시작하는 청소년기부터 시작해 가임기와 폐경기 이후에도 건강에 부정적인 영향을 지속적으로 미칩니다. 때문에 냉증 여성들은 상대적으로 건강한 청년기부터 꾸준한 관리를 시작하는 것이 중요합니다.

한의학에서는 냉증을 '온보(溫補)'로 치료하고, 알레르기를 '청폐(淸肺)'로 다스립니다. 온보는 따뜻하게 해서 기운을 북돋는다는 뜻입니다. 냉증으로 혈액 순환이 떨어지고, 영양 공급이 부족한 여성들의 자궁 뿐 아니라 전신 상태를 개선하는 치료법입니다. 무엇보다 여성 냉증은 전신 순환의 근원이 되는 아랫배 부위인 하초의 보일러가 원활히 작동할 수 있도록 하는 치료가 우선돼야 합니다.

기관지까지 냉해져서 발생하는 호흡기 알레르기는 기관지 면역력을 개선시키는 청폐 치료를 겸하는 것이 좋습니다. 특히 수독증으로 수분 대사가 정체해서 심한 콧물, 가래, 기침을 동반하면 정체된 습담을 따뜻하게 흩어주는 치료가 병행돼야 합니다.

서양의학에는 '냉증'이라는 의학용어가 없지만 한의학에선 흔히 사용하는 용어입니다. 냉증이 특히 여성에 많은 주요한 이유는 바로 월경에 의한 혈액손실과 상대적으로 적은 근육량입니다. 근육량이 적으면 열에너지를 생산할 수 있는 보일러의 크기가 작아서 몸이 차가워지기 쉬운 것입니다.

여성에게 부족한 신체 보일러 '근육'

근육은 우리 몸의 조직 가운데 가장 많은 열을 생산하고, 근육 속을 통과하는 혈관을 데워줍니다. 휴식 상태에서도 약간 긴장을 유지하면서 열을 생산합니다.

여성의 근육량은 체중의 30~40%에 그쳐서 남성의 40~50%보다 많이 적습니다. 게다가 매달 월경으로 인해 열을 전달해줄 혈액도 많이 손실하게 됩니다. 폐경기 여성의 경우에는 호르몬의 영향으로 근육량은 줄고, 체지방량이 늘면서, 체중이 증가합니다. 그러다 보니 냉증을 호소하는 환자의 90% 이상은 여성이고, 근육량이 적어서 몸매가 날씬한 사람들 중에 냉증 환자가 특히 더 많습니다.

더욱이 현대 사회는 냉증을 부추기는 구조적인 문제점을 갖고 있습니다. 자동차, 세탁기, 엘리베이터 등 다양한 편의 장비와 시설

들이 사람의 노동력을 덜어주고 있지만 이것이 근육량을 줄이는 원인이 되기도 합니다.

때문에 근육량을 늘리는 것이 냉증을 극복하는데 중요한 요소로 작용합니다. 특히 뼈대가 가늘고 근육이 잘 생기지 않는 소음인 여성들은 폐경기 전에 근육량을 늘려 놓을 수 있도록 규칙적인 운동을 해야 합니다.

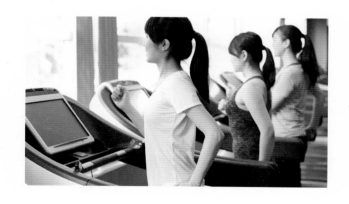

충분한 열대사를 만들어야 건강

한의학에서는 남성을 양체(陽體), 여성을 음체(陰體)로 구분합니다. 남성은 양기가 충분해서 상대적으로 기세가 강하고, 혈액 순환이 원활합니다. 반면 여성은 양기가 부족하고 음기가 상대적으로 강해서 혈액 순환이 원활하게 이뤄지지 않고, 노폐물이 쌓입니다. 여성은 해부학적으로도 남성에 비해 근육량이 적어서 열에너지를 충분히 만들어내지 못하는 경우가 많습니다.

특히 한의학에서는 인체를 상·중·하로 나누어서 접근합니다. 하초(下焦)에 해당하는 신장이 양기를 충분히 만들어내지 못하면 냉증이 쉽게 발생합니다. 또 신장과 함께 하초에 위치한 자궁이 차가운 여성들은 하초 기능이 낮아져서 충분한 열 대사를 만들어내지 못합니다. 결국 전신에 따뜻한 기운을 공급하기 어려워서 냉증이 더 명확하게 발생합니다.

아랫배를 따뜻하게 관리해야 하는 이유

이처럼 여성들이 남성과 다른 여성만의 증상·질환을 갖는 것은 남성에게는 존재하지 않는 자궁을 가졌기 때문입니다. 자궁은 주기적으로 자궁벽을 두껍게 만들어 혈액을 저장시켰다가, 임신이 되지 않으면 이를 배출시키고 다시 재생시키는 과정을 반복합니다. 즉 우리 몸에서 혈액이 가장 많이 모였다가 빠져나가는 장소여서 여성들의 혈액 순환 핵심 기관 중 하나인 것입니다. 예로부터 '여성은 아랫배를 따뜻하게 해야 한다'고 한 것은 혈액 순환의 축이 되는 자궁을 따뜻하게 하라는 의미입니다. 여성이 냉증에 취약한 이유를 알아봅니다.

여성이 남성보다 냉증에 취약한 이유

* 양기가 부족하고 음기가 상대적으로 강하다
* 혈액 순환이 원활하게 이뤄지지 않고, 노폐물이 쌓인다
* 근육량이 적어서 열에너지를 충분히 만들어내지 못한다
* 하초(下焦)에 해당하는 신장에서 양기를 충분히 못 만든다
* 자궁이 차가운 여성은 하초 기능이 더 떨어진다

이상으로 냉증의 한의학적 진단과 왜 여성이 아랫배를 따뜻하게 해야 하는지에 대해 알아 보았고 이 이유도 설명했습니다. 그렇다면 이제 냉증의 결과로 나타나는 세부적인 질병들을 상세히 살펴볼 차례입니다.

창백하고 아픈
'레이노증후군'을 아십니까?

여성냉증을 방치하다 생기는 질병 중에 레이노증후군이 있습니다. 이 질병은 추위 등 자극에 노출되면 손·발 혈관이 순간적으로 수축해 발생하는 말초혈관 질환입니다. 이 레이노증후군은 특별한 원인 없이 발생하거나 △류마티스 관절염 △루푸스 등 기저 질환의 영향으로 나타나기도 합니다.

이 레이노증후군도 냉증처럼 여성 환자가 남성보다 2배 정도 많은 것으로 보고 됩니다. 건강보험심사평가원 통계를 보면 1년에 약 1만 여명의 레이노증후군 환자가 치료를 받는데, 이중 여성이 3분의 2를 차지합니다. 연령별로는 50·60대 중·노년 환자가 절반을 차지해 그 비율이 가장 높습니다.

이처럼 여성에게 레이노증후군 환자가 많은 이유는 생리적·환경적 특징의 영향을 많이 받기 때문인 것으로 판단됩니다. 우선 여성은 임신·출산·월경·폐경에 따른 호르몬 및 신체 변화를 많이 겪습니다. 또 말초혈관이 상대적으로 가늘어서 손·발에 혈액순환이 원활하지 않고, 집안 일을 도맡아 하거나 치마 같은 짧은 패션 탓에 신체가 추운 환경에 많이 노출됩니다. 그러다보면 레너증후군에 걸려 치료를 받아야 됩니다. 레이노증후군의 증상을 살펴봅니다.

레이노증후군을 의심할 수 있는 손·발의 증상

* 추운 환경에서 피부가 창백해지거나 푸른색으로 변함
* 체온과 손·발의 온도차가 2도 이상 발생
* 손이 자주 저리고 아픔

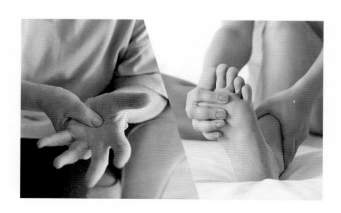

그렇다면 레이노증후군의 진단과 치료, 관리는 어떻게 해야 할까요.

레이노증후군은 손·발만 차가운 것에 그치지 않습니다. 증상이 몇 년 동안 지속해서 심해지면 혈관이 막히면서 피부가 괴사할 수 있어서 증상이 의심되면 초기에 치료 받는 것이 바람직합니다.

레이노증후군은 차가운 물에 손을 담근 뒤 동위원소 약물을 주사해서 증상이 발생하는 부위를 확인하는 방법으로 진단합니다. 레이노증후군으로 최종 진단되면 칼슘차단제 같은 혈관 확장 약물을 쓰거나, 증상이 심하면 통증을 개선하기 위해 교감신경 차단술 같은 수술이 필요할 수 있습니다.

냉증과 레이노증후군을 예방하고 증상을 개선하려면 치료와 함께 평소 신체를 따뜻하게 관리해야 합니다. 우선 기온이 낮아지면 여러 겹의 옷을 껴입어서 체온을 따뜻하게 지킵니다. 외출을 할 땐 장갑·모자·목도리 등을 착용하고, 발이 차가우면 집에서도 양말을 신어야 합니다. 설거지나 손을 닦을 땐 찬물 사용을 피합니다. 균형 잡힌 식사와 꾸준한 운동으로 신체리듬을 유지하는 것도 중요합니다.

냉증을 예방하고 치료하는 것은 결국 레이노증후군에 대한 예방과 치료가 되는 셈입니다. 이 두 증상은 동일선상에 있기 때문이기도 합니다. 그렇다면 겨울에 냉증과 레이노증후군이 개선될 수 있도록 돕는 방법을 알아보도록 합니다.

냉증 & 레이노증후군 개선을 돕는 겨울 생활

＊ 차가운 환경 피하기
＊ 옷을 따뜻하게 입어서 체온 유지하기
＊ 외출 시 장갑·목도리·모자 착용하기
＊ 혈액순환을 방해하는 꽉 끼는 옷 피하기
＊ 혈관 막고 수축시키는 담배 끊기
＊ 스트레스 개선하고, 숙면 취하기
＊ 걷기·조깅 등 운동 꾸준히 하기

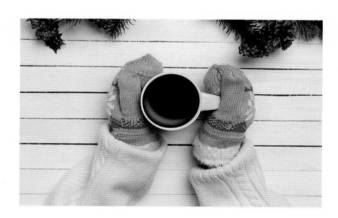

❋ ❋ ❋

여성 냉증에도
유형이 있다구요?

냉증에도 유형이 있습니다. 한의학에서는 냉증을 다음과 같이 3가지로 분류하기 때문입니다. 바로 '사지말단', '체간', '하반신형' 이 세 가지입니다. 따라서 한의학적 변증에 따른 이 3가지 냉증 유형을 잘 알고 자신이 어디에 해당되는지 또 이에 따른 치료는 어떻게 해야 하는지 알아보는 것은 냉증 환자들이 꼭 알고 있어야 할 부분입니다.

첫째 다리가 차가운 '하반신형' 냉증이 있습니다.

이상근에 문제가 생겨서 혈류순환이 약해지면 하반신에 냉증이 생깁니다. 이상근은 천골 안쪽에서 시작해, 대좌골공(greater sciatic foramen)을 지나 엉덩이 부위로 나와서 대퇴골과 연결된 근육입니다. 이상근 아래로 좌골신경과 다리의 주요 혈관이 나옵니다.

둘째 손·발이 차가운 '사지말단형' 냉증이 있습니다.

다이어트로 식사를 자주 거르거나, 근육량과 운동량이 적어서 신체 열이 부족한 상태입니다. 열이 약하기 때문에 몸의 중심으로 열이 쏠리고 손·발이 차게 느껴집니다.

셋째 허리·배가 차가운 '내장형' 냉증이 있습니다.

교감신경계가 약한 유형입니다. 허리 부위 요추에서 나오는 신경이 내장에 영향을 주기 때문에 배는 차갑지만 손·발·얼굴은 크게 차갑지 않습니다.

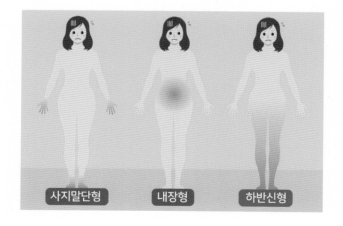

▶ 나의 냉증 유형 '자가진단'

아래 질문 5가지 중에서 각 1번이 많으면 사지말단형, 2번이 많으면 하반신형, 3번이 많으면 내장형입니다. 어디에 해당되는지 체크해 보시기 바랍니다.

Q1. 손·발의 냉증 여부
  1. 손과 발이 모두 차갑다
  2. 발은 차갑지만 손은 따뜻하다
  3. 손·발이 모두 따뜻하다

Q2. 주로 땀을 흘리는 부위
  1. 별로 안 흘린다
  2. 주로 상반신에 흘린다
  3. 온몸에 흘리고, 자주 차가워진다

Q3. 식사량
  1. 적다
  2. 보통이다
  3. 많다

Q4. 몸에서 차가운 곳

    1. 손과 발끝

    2. 발끝이나 종아리

    3. 하복부와 팔뚝

Q5. 냉증이 있을 때 동반하는 증상

    1. 두통이나 불면증

    2. 얼굴의 열감

    3. 배의 팽만감과 복통

여성건강 위협하는 냉증, 생애 주기별로 관리해야

여성은 일생 동안 남성보다 큰 신체 변화를 겪습니다. 매달 배란이 일어나며, 월경을 하고, 임신·출산 과정을 거치며 호르몬 변화가 크게 발생합니다. 아울러 갱년기·폐경기에 이르기까지 여성은 다양한 변화에 노출돼 있습니다.

여성에게 월경·임신·출산·폐경은 모두 자연스러운 생리 현상입니다. 하지만 건강관리를 등한시하면 질병에 쉽게 노출될 수 있습니다. 특히 여성 건강을 위협하는 대표적인 원인으로 '냉증'을 꼽을 수 있습니다.

여성이 신체를 따뜻하게 유지하지 못하면 △수족냉증 △하복부 냉증 △성장 저하 △생리불순 △생리통 △난임 △갱년기 증상 등 다양한 질환이 발생합니다.

이처럼 여성 건강에 크고 작은 영향을 미치는 냉증은 여성의 생애주기별로 특징을 파악해서 관리하는 것이 바람직합니다.

성장장애 가져오는 소아청소년기 냉증

소아청소년기의 냉증은 대표적으로 성장장애를 유발합니다. 아이들은 빠른 속도로 성장하며, 성인에 비해 활발한 열 대사를 보입니다. 하지만 몸이 차가운 냉증 소아들은 신진대사가 상대적으로 저하돼 있어서 흔히 소화불량·식욕부진 등 위장 장애를 동반합니다.

냉증으로 몸에 수독이 많이 쌓이는 아이들은 △알레르기 비염 △아토피 △천식 등 알레르기 체질의 경향도 많이 보입니다. 또 비염·중이염이 반복적으로 발생하면 입 호흡, 수면 장애 등이 연쇄적으로 일어나서 성장을 지연시키는 요인이 됩니다. 따라서 소아청소년기 냉증이 건강에 미치는 영향은 크게 6가지가 됩니다.

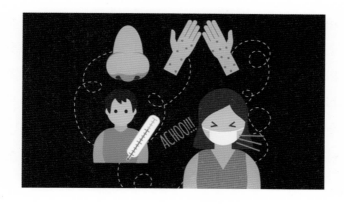

소아청소년기 냉증이 건강에 미치는 영향

* 알레르기 비염
* 아토피
* 천식
* 비염
* 중이염
* 성장장애

    냉증은 2차 성징을 거치며 생리가 시작된 이후의 청년기에도 건강 문제를 일으킵니다. 대표적으로 생리불순·생리통 등의 다양한 부인과 질환들이 발생합니다. 냉증 때문에 자궁이 차가워지면 배란이 지연되거나, 자궁내막이 주기적으로 증식하고 탈락하는 과정에 이상이 생겨서 생리 주기가 불규칙해지고 심한 통증이 나타납니다.

    무배란을 특징으로 하는 다낭성 난소 증후군 여성들에서도 몸이 차갑고 수독이 많이 쌓여있는 냉증 여성이 많습니다. 또 체내 심부 온도가 낮으면 배란과 착상이 안정적이지 못해서 임신이 쉽게 이뤄지지 않습니다. 몸을 따뜻하게 유지해야 임신·출산도 건강하게 진행됩니다.

    출산 후에도 찬 기운에 노출되는 것에 유의해야 합니다. 출산 후에는 기력이 많이 저하돼 있고, 관절도 약해져 있습니다. 출산 시

분비되는 관절을 이완시키는 호르몬들은 산후에도 몸에 남아있는데, 이렇게 관절이 늘어난 상태에서 무리하게 움직이거나 찬 기운에 지속적으로 노출되면 산후풍이 쉽게 발생합니다. 또 몸이 차가워져 순환이 저하되면 손발이 쉽게 붓고 저리거나, 정상적으로 감량돼야 할 체중이 부종의 형태로 남아있기도 합니다.

그렇다면 청년기, 가임기에 냉증이 미치는 건강은 어떤 형태로 나타날까요.

청년기·가임기 냉증의 건강 문제

* 배란 지연
* 불규칙한 생리 주기
* 무배란을 보이는 다낭성 난소 증후군
* 난임
* 출산 후 산후풍

이번에는 중장년층 냉증을 살펴보도록 합니다. 이 냉증은 중·장년기 여성들의 통과의례인 갱년기 증상을 악화시키는 요인으로도 작용합니다. 여성의 몸은 폐경에 가까워지며, 큰 호르몬 변동을 겪습니다. 얼굴로 열이 오르는 상열감을 비롯해서 △안면홍조 △발한 △수면장애 등 다양한 증상을 경험합니다.

따뜻한 공기는 위로 올라가고 차가운 공기는 아래로 내려오는 대류 현상처럼 우리 몸에서도 따뜻한 기운은 더욱 위로 오르려 하고, 차가운 기운은 더욱 아래로 내려가려 합니다. 특히 냉증 여성들은 찬 기운이 주로 복부 아래 하반신에 몰려있는데, 냉증이 심해질수록 아래로 몰린 찬 기운은 뜨거운 공기를 더욱 밀어내서 얼굴과 상반신으로 열이 오르게 만듭니다. 때문에 냉증 여성들은 갱년기에 다른 사람보다 △상열감 △가슴 두근거림 △안면 홍조와 같은 증상을 더욱 심하게, 오래 겪습니다. 냉증은 갱년기 여성에게 더 심하게 다가온다는 사실을 알 수 있습니다.

냉증 여성들에게 심한 갱년기 증상

＊ 상열감
＊ 가슴 두근거림
＊ 안면 홍조

이처럼 여성의 몸은 냉증으로 인해 일생동안 다양한 증상을 겪을 수 있습니다. 태어날 때부터 선천적으로 몸이 차고 약한 냉증 여성도 있습니다.

하지만 대부분 여성들이 잘못된 생활 습관이나 건강관리를 잘못해서 냉증을 얻습니다. 예를 들어 △반복적으로 무리한 다이어트를 계속하거나 △차가운 음식을 많이 섭취하고 △얇고, 짧은 옷을 입어서 찬 기운에 신체를 노출하는 행동들이 모두 냉증을 유발할 수 있습니다.

한 번 신체 대사가 저하되고, 수독이 쌓이면 쉽게 증상이 호전되지 않기 때문에 생애 주기별로 건강 이상이 발생하지 않도록 항상 유의해야 합니다.

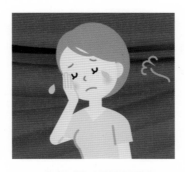

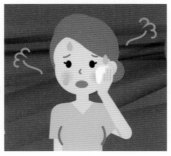

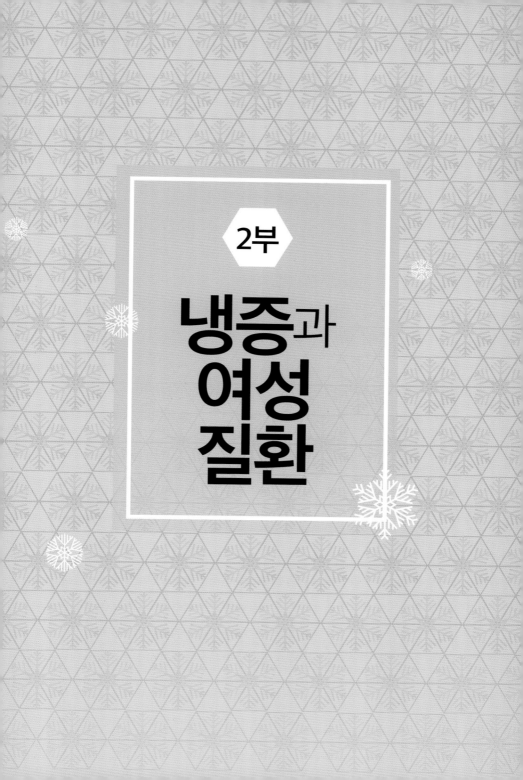

2부

냉증과
여성
질환

마법에 걸린 날의
고통

여성은 수십 년 간 매달 생리(월경)를 합니다. 생리 전후 기간에 별 증상 없이 지나가는 여성도 있지만 통계적으로 절반 정도는 생리통을 경험합니다. 여성이 생리 즈음에 많이 호소하는 증상은 거의가 아랫배 통증입니다. 이외에 허리통증, 두통, 어지럼증, 피로, 오심, 구토 등 다양한 증상이 동반될 수 있습니다.

여성들이 겪는 생리통 유형은 크게 '원발성 월경곤란증'과 '속발성 월경곤란증' 2가지로 구분할 수 있습니다. 원발성 월경곤란증은 특별한 질환이 없는데 나타나는 생리통으로, 젊은 여성에게 많습니다.

속발성 월경곤란증은 대부분 초경 이후 수 년 뒤 생기며, 원인 질환 때문에 발생합니다. 주로 자궁·난소 부위 질환의 영향을 받으며 △자궁내막증 △자궁근종 △자궁선근증 등이 대표적입니다. 속발성 월경곤란증은 특정 질환이 원인이어서 진통제로는 증상이 개선되지 않는 경우가 흔합니다.

'냉증→노폐물 축적→생리통'의 악순환

냉증이 발생하면 손발 등 신체 특정 부위가 차가워지는 것에 그치지 않고 신체에 다양한 증상을 동반합니다. 여성은 월경이 불규칙해질 뿐 아니라 월경통도 심해질 수 있습니다.

신체를 물이 담긴 큰 주전자라고 생각하면 이해가 쉽습니다. 주전자를 따뜻하게 데워주면 주전자 안의 물도 보글보글 끓고 수증기도 쉽게 빠져나갈 수 있습니다. 하지만 주전자가 꽁꽁 얼어있으면 어떨까요? 주전자 안의 물도 단단하게 굳어서 흐르지 않고, 수증기도 만들어지지 않아 주전자 밖으로 빠져나갈 수 없습니다.

마찬가지로 냉증 때문에 자궁이 차갑게 굳어 있으면 매달 규칙적으로 증식되고 탈락돼야 할 자궁 내막이 쉽게 떨어지지 않습니다. 특히 우리 몸은 딱딱하게 굳은 자궁 속의 노폐물을 빼내려고 더욱 더 세게 자궁을 쥐어짜게 됩니다. 냉증 탓에 신체에 노폐물이 쌓이고, 노폐물을 빼내려고 더 많은 힘을 주며, 더욱 심한 월경통이 발생하는 악순환이 이어지는 것입니다.

불규칙한 월경의 원인은 냉증

이처럼 심한 생리통과 불규칙한 월경의 원인이 냉증에 있는 경우가 많습니다. 이 때는 몸을 따뜻하게 데워주고, 부족한 영양분을 보충해주는 한약 치료가 도움이 됩니다.

몸이 차갑고, 체격이 작으며, 기력이 떨어져 있으면 몸을 따뜻하게 데워주면서 영양을 보충해주는 '당귀작약산'이 적합합니다. 체격이 있고 노폐물이 쌓여서 퉁퉁한 경우 '계지복령환' 등을 복용하면 냉증과 월경통 개선에 좋습니다.

아울러 한약과 함께 생식기계의 혈류 순환을 도울 수 있는 △침 치료 △뜸 치료 △자하거(태반) 약침 치료 △온열 치료를 병행합니다. 생리통 치료 한약은 어혈을 풀어줘서 혈액을 맑게 해 신체 순환을 돕습니다.

생리통에 배 마사지 '안복행법(按腹行法)'

월경통이 심하면 생활요법을 이용하는 것도 증상 개선에 도움이 됩니다. 아랫배를 따뜻하게 하고, 과로와 스트레스를 줄이고, 꽉 끼는 옷 착용을 피해야 합니다. 아울러 생리가 시작할 무렵부터 배 마사지를 꾸준히 하면 복부 혈액순환을 개선해서 월경통을 완화하는데 도움이 됩니다. 배 마사지 순서를 소개하니 차례대로 꼭 적용해 보시길 바랍니다.

월경통 완화 배 마사지 요법

STEP 1

* 몸의 긴장을 풀고 편히 눕습니다
* 양쪽 무릎을 세웁니다
* 손바닥을 여러 번 비벼서 따뜻하게 합니다
* 따뜻한 손으로 배 전체를 시계 방향으로 20~30회 돌리며 마사지 합니다

STEP 2

* 배를 가로·세로로 3등분 합니다
* 아홉 부위로 나뉜 배를 위부터 아래로 손으로 눌러 줍니다
* 누를 때는 입으로 숨을 내쉬고, 손을 뗄 때는 코로 숨을 마십니다
* 눌렀을 때 단단하게 뭉친 곳은 누르면서 문질러 줍니다

STEP 3

* 다시 손바닥을 비벼서 배 전체를 시계 방향으로 20~30회 마사지 합니다.

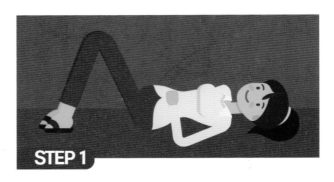

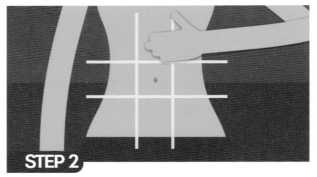

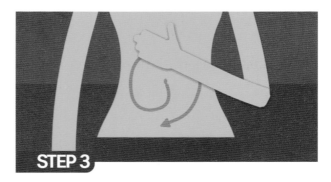

스트레스는 줄이고
온 몸은 따뜻하게

규칙적인 월경은 여성의 건강 상태를 파악할 수 있는 중요한 단서입니다. 몸의 영양 상태가 충분하고, 호르몬이 안정적이며, 정신적으로도 편안하면 규칙적으로 월경을 합니다. 하지만 이 중 한 가지라도 문제가 생기면 생리에 문제가 발생하기 시작합니다. 한의학적으로는 월경에 이상이 발생하는 많은 원인 중 하나로 '냉증'을 꼽습니다.

생리통은 대부분 통증이 심합니다. 때문에 문제를 인지하고 즉시 치료를 시작하는 경우가 많습니다. 반면 생리불순, 다시 말해 불규칙한 생리주기는 간과하는 측면이 많습니다.

생리를 한다는 것은 한 주기 동안 임신에 실패하고, 증식한 내막이 탈락해서 몸 밖으로 배출돼서 다음 월경 주기를 시작하는 것입니다.

난포성 낭종에 유의해야

이러한 주기는 시상하부·뇌하수체·난소를 주축으로 한 각종 호르몬 분비를 통해 맞춰집니다. 문제는 이 과정들이 정상적으로 이루어지지 못하면서 계속 생리가 지연될 수 있다는 것입니다. 난포 성장이 늦춰질 수도 있고, 배란이 이루어지지 않을 수도 있습니다.

난포가 터지지 않고 커지기만 하는 경우에는 난포성 낭종 (follicular cyst)이 초음파로 확인될 수 있습니다. 이 경우 생리통이 심해지거나 부정출혈이 생기기도 합니다. 기능성 난소낭종인 △여포 낭종 △황체낭종 △난포성 낭종 등은 몇 주간 관찰하면 저절로 없어지는 경우가 흔하기 때문에 바로 수술하진 않습니다.

생리주기가 지연되는 것과는 반대로 배란이 이루어진 후 황체가 형성돼야 하는데, 황체가 형성되지 않거나 황체에 결함이 있으면 생리가 빨리 일어나기도 합니다.

또 배란은 이뤄지지 않고 황체만 형성되면서 정상적으로 생리를 하는 것처럼 출혈만 나타나는 상황도 많습니다. 이런 경우 무배란성 출혈이기 때문에 난임의 원인이 되기도 합니다.

적절한 운동과 수독 배출이 중요

생리 주기 이상은 생리통의 치료와 유사하지만, 특히 내분비 기능을 방해할 수 있는 △스트레스 △과도한 지방 △잘못된 식습관과 소화장애 △국소 냉증 및 열증을 함께 다스립니다. 생식기계의 혈류 순환을 도와줄 수 있는 침 치료, 뜸 치료, 자하거 약침(태반) 치료, 온열 치료도 함께 병행합니다.

한의학적 부인과 치료는 신체 내분비 호르몬 체계의 균형을 맞추고, 자궁과 난소 기능을 정상화하는데 도움을 줍니다.

생리불순, 손발과 복부의 냉감을 느끼고 있다면 평상시에도 족욕과 반신욕으로 손발을 따뜻하게 하고 체온을 높여 대사를 활발히 해주어야 냉증이 심해지지 않습니다. 가볍게 땀이 나는 운동을 하루 30분 이상 규칙적으로 실시하는 것도 대사를 활발히 하고 수독을 배출시켜 냉증을 완화시키는데 도움이 됩니다. 하지만 이러한 생활관리로도 쉽게 완화되지 않는 생리 불순과 냉감은 소홀히 여기지 않고 치료받을 것을 권합니다.

매년 늘어나는 난임, 냉증도 원인

결혼해서 가정을 이룬 많은 부부의 소망은 건강한 임신·출산일 것입니다. 그러나 기대와 달리 원하는 시기에 임신이 안 돼서 어려움을 겪는 부부가 점차 증가하고 있습니다. 건강보험심사평가원 통계를 보면 불임·난임으로 병원 진료를 받는 사람은 2017년 20만 8703명에서 2020년 22만8382명으로 3년 새 약 10%나 늘었습니다.

부부가 1년 동안 피임을 하지 않았는데도 임신이 되지 않으면 난임입니다. 난임의 원인은 부부에게 각각 절반씩 있으며, 원인을 알 수 없는 경우도 약 20%를 차지합니다. 난임에 영향을 주는 요인은 다양하며, 그 중 하나가 여성에게 많은 냉증입니다.

건강하게 정상적으로 임신이 되려면 건강한 정자와 난자가 만나서 수정란이 안전하게 자궁에 착상돼야 합니다. 그런데 여성의 자궁이 차가운, 즉 냉증이 있으면 수정란 착상 등 임신에 어려움을 겪을 수 있습니다.

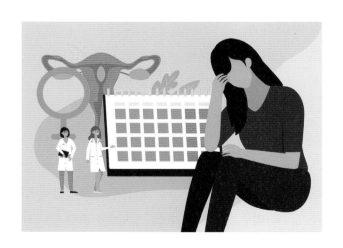

자궁을 따뜻하게 유지해야 착상 쉬워

중국 명나라 시대 명의인 진사탁은 "포태의 경맥은 정을 받는 까닭에 따뜻하면 정을 살리고, 차가우면 정을 죽인다[胎胞之脈, 所以受物者也, 暖則生物, 而冷則殺物矣]"고 했습니다. 포태, 즉 자궁이 차가우면 정자와 난자가 정상적으로 수정되기 어렵다는 뜻입니다.

실제로 여성의 기초 체온은 생리 주기에 따라 상승과 하강을 반복합니다. 배란이 정상적으로 이뤄지면 기초 체온이 상승하고, 체온이 상승된 높은 온기가 안정적으로 유지돼야 임신이 이뤄집니다. 기초 체온이 낮거나 체온이 상승하는 과정이 안정적이지 못한 경우 임신이 어려워지는데, 실제로 습관성 유산과 난임을 유발하는 황체기능부전 여성들에서 이런 현상이 쉽게 확인됩니다.

자궁이 따뜻하면 혈액 순환과 영양 공급이 원활해져서 자궁벽이 두터워졌다 얇아지는 현상이 원활하게 이루어집니다. 배란과 월경도 안정적으로 자리 잡습니다. 또 수정란이 안전하게 착상해서 임신이 유지되기 위해서는 자궁 환경이 깨끗하고 자궁 내막이 건강해야 합니다. 하지만 냉증 때문에 노폐물이 쌓여있거나, 혈액과 영양 공급이 부족해서 자궁 내막이 충분히 두터워지지 못하면 반복적으로 착상에 실패해서 난임을 부를 수 있습니다.

임신에 성공하려면 건강한 정자와 난자, 그리고 건강한 자궁이 필수입니다. 손·발과 아랫배가 차고, 생리통이 심하며, 생리 주기가 불규칙적인 냉증 여성들은 냉증을 개선해야 건강한 임신에 성공할 수 있습니다. 이를 위해 가벼운 유산소 운동을 꾸준히 시행해서 기초 체온을 올리고, 따뜻한 찜질·반신욕 등을 주기적으로 시행하면 임신에 성공할 수 있는 신체 환경을 만들 수 있습니다.

한의학적 냉증 개선 치료

난임은 신체 문제에 따른 생리적인 원인과 함께 심리·정서적인 문제가 복합돼 발생합니다. 난임을 해결하려면 검진을 통해 원인을 찾는 것이 우선입니다. 이를 위해 양방 병원에서 난소·자궁·난관 등 난임을 일으키는 관련 질환이 있는지 검사가 먼저 진행돼야 합니다. 난임 원인의 절반 정도는 남성에게도 있기 때문에 남성도 관련 검사를 함께 진행하고 필요한 경우 같이 치료도 받습니다.

난임엔 한방 양방 복합치료가 좋아

난임 인구가 증가하는 주요 원인 중 하나는 점차 높아지는 결혼·임신 연령입니다. 여성이 35세 이상이면 임신과 관련된 호르몬을 비롯해서 전신 건강이 점차 쇠약해집니다. 양방 검사에서 난임의 특별한 원인이 발견되지 않는 것이 이런 경우입니다. 때문에 난임 치료는 한·양방 복합적으로 치료를 진행하는 것이 긍정적인 결과를 얻는데 도움이 됩니다.

가임기 젊은 여성의 냉증을 개선하는 한의학적 처방에는 '마황부자세신탕(麻黃附子細辛湯)'이 있습니다. 아울러 자하거(태반) 약침 △원적외선 온열치료 △맞춤 한약 △침 △전기뜸 등으로 냉증과 관련 질환 개선을 돕습니다.

난임(難姙)의 유형과
허리·무릎 통증 관리

한 쌍의 부부가 결혼을 하면 본인들은 물론 양가 가족들이 2세 소식을 간절히 기다립니다. 그런데 요즘 임신이 안되는 여성들이 주변에 너무나 많습니다.

많은 남자에게 또는 여자에게 그 외에 여러 가지 요인이 있겠지만 한의학에선 임신이 안되는 난임 당사자의 체력 문제, 기혈의 허실(虛實)과 순환 상태, 담음·어혈이라고 하는 노폐물이 잘 생기는 문제 등을 난임의 이유로 평가합니다.

이 같은 평가를 바탕으로 난임을 크게 5가지 변증 유형으로 분류하는데 △신허(腎虛)형 △간울(肝鬱)형 △습담(濕痰)형 △습열(濕熱)형 △어혈(瘀血)형입니다. 이러한 난임의 5가지 변증 유형의 특징에 따라 증상을 개선하면서 불규칙한 월경 주기를 정상화시키고, 여성의 신체를 임신이 잘 되는 환경으로 만드는데 주안점을 둡니다. 각 유형의 내용을 자세히 알아 보도록 하겠습니다.

① 신허(腎虛)형

신허형은 월경주기가 일정치 않고, 월경주기가 길거나, 무월경을 보이는 특징이 있습니다. 월경양은 적고, 색이 연합니다. 또 기운이 없어서 피곤함을 자주 호소합니다. 신체적 특징은 아랫배·다리 등 전신이 차갑고 허리가 자주 아픕니다. 소변도 시원하지 않고, 자주 마렵습니다.

신허형 난임은 자궁·골반·다리의 순환과 냉증을 개선하고, 피로를 회복시켜서 생리주기를 정상화시키는 치료를 진행합니다.

② 간울(肝鬱)형

간울형은 월경주기가 불규칙하고, 생리양이 많지 않습니다. 월경 전에 유방이 붓고 아프며, 옆구리나 아랫배가 더부룩해서 아픕니다. 간울형 여성은 스트레스와 생각이 많아서 한숨을 많이 쉽니다. 가끔씩 화끈한 열감이 위로 올라 온다고도 호소합니다.

간울형 난임 치료는 간의 혈류 흐름과 스트레스를 풀어줘서 자궁으로 혈액 흐름을 완만하게 해 생리주기를 정상화 시킵니다.

③ 습담(濕痰)형

습담형은 생리불순을 보이고 심하면 무월경이 지속합니다. 신체 특징은 하체가 비만한 경우가 많고, 몸에 털이 많을 수도 있습니다. 얼굴에는 화색이 없고, 가슴 답답함과 식욕 감소를 호소합니다. 목에 가래가 자주 끓고, 평소 피곤함이 지속해서 잠이 많습니다.

습담형 난임은 체중을 줄이고, 인체 내 혈액순환을 촉진시켜 노폐물을 배출함으로써 자궁으로의 혈액순환을 원활하게 해서 치료합니다.

④ 습열(濕熱)형

습열형은 월경기간이 길어지거나, 월경이 소량으로 지속하는 등 월경이 불규칙합니다. 적백색 냉이 관찰되고, 허리·꼬리뼈가 아프며, 아랫배에 부은 듯한 통증이 있습니다. 약한 열감이나 월경 전 유방통증도 나타납니다.

습열형 난임 증상은 생식기 계통의 염증 때문인 경우가 많아서 자궁 염증 인자를 제거하면서 월경 주기를 정상화시키는 치료를 합니다.

⑤ 어혈(瘀血)형

어혈형은 아랫배가 아프고, 내려앉는 듯한 증상을 호소합니다. 아랫배를 누르면 통증은 더 커집니다. 아울러 생리통이 심하고, 월경이 불규칙합니다. 또 월경혈 색이 어둡고, 덩어리로 나옵니다.

어혈형 난임 치료는 정체된 어혈을 제거하고, 자궁으로의 혈액

순환이 원활히 되도록 진행합니다.

어혈을 없애고 기(氣)를 통하게 해야

난임 여성의 한의학적 치료는 원인을 파악하고, 한의학적 이론에 따른 변증 진단을 통해서 이뤄집니다. 주요 치료법은 한약, 침, 뜸, 약침, 약물 좌훈 등이 있습니다. 이 같은 한방 치료는 여성의 자궁과 난소 기능을 키워서 건강한 월경을 되찾을 수 있게 합니다.

이 같은 한의학적 치료는 여성의 기혈순환을 원활하게 만듭니다. 순환되지 않는 어혈을 없애고, 몸에서 노폐물이 잘 배출되게 하는 것입니다. 여기에 스트레스 탓에 발생하는 울체된 증상과 기가 잘 통하지 않는 상태를 개선하는 것도 한방 난임 치료의 특징입니다. 이런 치료를 통해서 자연스러운 임신을 돕습니다.

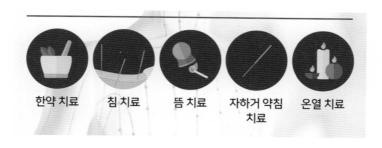

한약 치료   침 치료   뜸 치료   자하거 약침   온열 치료
                                   치료

날이 추워지면 근골격계 통증이 심해지는 환자들이 많습니다. 하물며 몸이 차가워진 냉증 환자는 더더욱 근골격계 통증으로 고생하고는 합니다. 냉증으로 인해 온도가 떨어진 근육과 혈관이 수축되면 근육의 유연성은 떨어지고 혈액순환이 저하돼 통증이 한층 심해지기 때문입니다. 통증은 기혈의 흐름이 막혔음을 알려주는 신호입니다.

허리 무릎 통증도 잘 관리해야

냉증으로 인해 특히 통증이 생기기 쉬운 부위는 허리, 무릎입니다. 몸이 냉해지면 특히 척추를 둘러싼 근육이나 인대가 뻣뻣하게 경직되면서 뼈와 신경조직을 압박하여 통증이 더욱 심해질 수 있습니다. 수족냉증 환자 중에는 특히 만성적인 허리 통증을 함께 가지고 있는 경우가 많습니다.

이런 경우 척추관협착증 등의 질환과 함께 전신적인 순환과 냉증의 문제를 살펴봐야 합니다. 관절은 낮은 온도에 매우 민감하므로 냉증 환자의 경우 무릎 통증도 흔히 호소합니다. 특히나 일교차가 심한 계절에는 무릎 신경이 자극되어 통증이 심해지는 경우가 많습니다.

만성통증 환자에게도 냉증은 주요하게 관리해야 할 대상입니다. 만성통증은 통증부위에 순환장애를 일으키고 조직의 흐름을 정체시켜 냉증을 조장하며, 이렇게 형성된 냉증은 또 다시 통증을 증강시키는 악순환이 형성되기 때문입니다.

따라서 냉증으로 인한 근골격계 통증을 개선하기 위해서는 냉증의 치료도 중요하지만 생활습관 교정 또한 중요합니다. 평소 스트레칭을 자주 해 전신적인 혈액순환을 촉진하는 것이 좋습니다. 근육 속 피로물질 제거와 근육 경직 완화에 도움이 되기 때문입니다. 적절한 운동과 휴식 역시 중요합니다. 또 몸을 조이지 않으면서 보온이 충분히 되는 따뜻한 옷차림을 하는 것이 좋습니다.

냉증 여성이 유의해야 할
산후풍과 산후관리

임신과 함께 출산하기까지 10달의 기간 동안 여성은 큰 신체적, 정신적 변화를 겪게 됩니다. 태아를 안전하고 건강하게 품고 있기 위해 양수가 생성되고 배가 나오며, 늘어난 부피를 지탱하고 뱃속의 아이를 안전하게 보호하기 위해 골반은 점차 늘어나고 커지게 됩니다.

태아가 자랄수록 산모가 지지해야 할 무게가 증가해 허리, 무릎, 발목과 같은 관절들의 부담이 커지고 주변 장기들이 압박받아 소화불량, 치질, 잦은 소변 등 부수적인 증상도 함께 발생합니다.

특히 호르몬의 급격한 변화로 우울감이나 기분 변화를 많이 느끼게 되는데, 정서적인 불안정감은 출산 후에도 지속되는 경우가 많아 남편은 물론 주변인들의 세심한 관심과 배려가 필요합니다.

산후조리 못하면 산후풍 온다

출산은 한 생명이 탄생하는 놀랍고 기쁜 일이지만 산모에게는 엄청난 기력 소모를 가져다 주는 매우 큰 현상입니다. 따라서 출산을 한 이후에 여성의 몸은 더욱 약해지기 쉬운데, 이 때 산후조리를 잘 하지 않으면 산후풍이 쉽게 발생합니다.

그래서 예전부터 선조들도 산후조리의 중요성을 강조했고 이에 따른 주의사항들이 이어져 내려왔는데 대부분 산모들이 꼭 지켜야 할 내용들이어서 그 지혜가 놀랍다는 생각을 가지게 됩니다.

산후풍은 손목이나 발목 같은 관절들의 통증 뿐 아니라 손발이 저리거나 시리고 먹먹하게 느껴지는 감각 이상, 과도하게 땀이 배출되는 발한(發汗), 수면 불량이나 우울감 등의 정서적 증상까지 모두 포괄합니다.

간혹 제왕절개로 출산을 한 경우 산후풍이 발생하지 않거나 산후 조리를 덜 해도 괜찮다고 여기는 경우가 있는데, 이는 큰 오해입니다. 오히려 제왕절개로 출산을 하는 경우 산모의 근육과 자궁을 절개하는 수술을 진행하므로 수술 부위가 잘 아물고 유착이 생기지 않도록 더욱 주의해야 합니다.

산욕기 6-8주간은 반드시 몸 회복해야

또한 제왕절개 출산은 산모의 힘으로 태반을 내보내는 방식이 아니어서 출산 과정에서 빠져나가야 할 조직들이 몸에 남아 어혈(瘀血)을 생성할 우려가 있습니다. 어혈이 남아 있으면 몸 안에서 염증을 유발하거나 지속되는 통증을 초래할 수 있습니다.

또한 출산 후 6-8주간은 '산욕기'라 하여 산모의 몸이 임신 전 상태로 회복될 수 있도록 특별히 더 유의해야 하는데, 산욕기가 지나도 6개월까지는 산후풍 증상이 새로이 발생할 수 있으므로 무리해서는 안됩니다.

임신 후반기가 되면 아이를 잘 지탱하고 출산을 더욱 편안하게 하기 위해 근육과 인대를 이완시키는 '릴랙신'이라는 호르몬이 분비됩니다. 릴랙신 덕분에 골반이 이완되며 출산을 더욱 쉽게 할 수 있지만, 문제는 이 호르몬이 골반 뿐 아니라 여성의 몸 전체 관절을 이완시킨다는 것입니다.

관절 주의하고 무거운 물건 들지 말아야

출산 후에도 약 4-6개월 동안 릴랙신이 분비되는데, 이 때문에 산모의 손목, 발목, 허리, 골반 등 관절은 손상에 더욱 취약한 상태가 됩니다. 이 시기에 늘어난 관절을 무리하게 사용하고, 관절을 손상시키기 쉬운 차가운 기운에 많이 노출되면 산후풍이 쉽게 오는 것입니다. 때문에 산후에는 무거운 물건을 들거나, 바닥에 무릎을 꿇고 앉는 등의 일상생활도 조심해서 수행하는 것이 좋습니다.

출산 과정에서는 산모의 기혈 소모 또한 극심합니다. 분만 과정에서 아이를 위해 모아놓았던 영양분, 태아에 집중되어있던 혈액 순환 등이 빠져나가며 에너지가 크게 소모됩니다. 하지만 신생아를 돌보는 시기에는 충분한 휴식과 수면을 취하기가 쉽지 않아 체력 회복을 빠르게 하지 못하는 경우가 많습니다.

기혈이 허약해지면 순환이 떨어져 손발이 차갑거나 때때로 얼굴로 열이 오르기도 하며 소화기관이 약해지거나 어지럼증, 두통 등을 호소하게 됩니다. 기력 회복이 잘 되지 않으면 산후에 땀이 비 오듯 나는 발한과다가 생기기도 합니다.

출산 후에는 몸에 정체되어 있던 노폐물이 빠져나가기 위해 소변을 자주 보거나 땀이 평소보다 많이 날 수 있습니다. 하지만 땀이 과도하게 많이 나는 경우 오히려 체온을 빠르게 떨어뜨릴 우려가 있으므로 관리가 필요합니다.

노폐물이 남아 어혈 만들고 오한 나기도

기력 회복이 충분히 이루어지지 않은 경우 피부의 땀구멍을 열고 닫는 기능이 저하되며 춥거나 덥거나 땀이 많이 배출되고 시린 느낌을 호소하게 되는데, 이 또한 산후풍의 일종으로 제때 치료하지 않으면 3년 이상 오래 지속될 우려가 있습니다.

분만 후 정상적으로 배출되어야 할 태반, 오로 등이 체내에 남아 있으면 불필요한 혈액 노폐물인 '어혈'이 생겨나기도 합니다. 어혈이 발생하면 혈액순환이 떨어지고, 손과 발 같은 신체 말단에 충분한 혈액을 보내지 못해 손발이 차가워지거나 시리고 저리는 현상이 발생합니다.

특히 자궁에 쌓인 어혈은 심한 생리통을 유발하기도 하는데, 출산 후에 이전에 없던 생리통을 겪게 되는 산모가 많은 것 또한 산후조리 시에 어혈을 충분히 빼내지 못했기 때문입니다. 출산 직후에 복용하는 산후 보약들이 대부분 어혈을 충분히 제거하는 데에 중점을 두고 있는 것이 이 때문입니다.

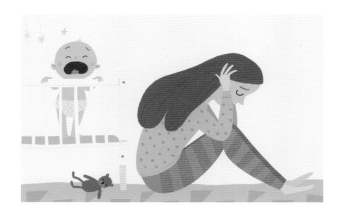

산후 냉증 조심하고
산후 보약과 운동은 필수

여성들은 손발이나 아랫배가 차고 몸의 대사가 떨어져 있는 '냉증'을 가진 경우가 많은데, 기존에 냉증을 가지고 있던 여성들은 출산의 과정을 거치며 냉증이 더욱 악화되는 경우가 많습니다.

몸이 차갑고 체내 심부 온도가 낮은 경우 혈액 순환이 떨어지고, 순환이 저하되면 노폐물인 '수독(水毒)'이 쌓여 손발이 쉽게 붓고 시리며 차가운 현상이 발생합니다. 이런 여성들이 임신과 출산의 과정을 거치면 부종이 더욱 많이 발생하고 쉽게 빠지지 않으며, 관절이 시리고 저리는 통증이 쉽게 발생합니다.

기존에도 순환이 떨어지고 수독이 정체되어 있었는데 출산으로 이러한 증상이 더욱 악화되는 것입니다. 때문에 냉증 여성들은 더욱 각별히 산후 조리를 해야 합니다.

출산 후 혈 부족, 기 부족으로 몸 약해져

출산 후에는 골반을 지나 하체로 가는 혈액순환이 정체되며 다리가 붓거나 냉감이 생기기 더욱 쉬우니 다리로 냉기가 잘 들지 않도록 하고, 무리하게 움직여 무릎이나 발목 관절이 손상되지 않게 해야 합니다.

내장형 냉증 여성들은 산후에 체내의 열 생산량이 떨어지며 소화불량 등 소화기 증상도 발생하기 쉬우니 차가운 음식은 피해야 합니다. 체내 심부 온도가 떨어지면 소화기나 생식기의 운동성도 함께 저하되어 내장 기관도 약해질 우려가 있습니다.

반대로 임신 전에는 냉증이 없던 여성이 산후에 냉증을 얻게 되는 경우도 많습니다. 여성의 건강에 중요한 단초가 되는 자궁이 약해지면서 아랫배가 차가워지거나 산후 관리를 가볍게 여겨 관절이 쉽게 상하는 경우가 많습니다.

본래 건강하던 여성이라도 산후에는 심한 기력 저하로 몸에 양질의 영양분인 혈이 소모되고 혈액을 전신으로 활발하게 공급해 주는 기(氣)가 부족해지기 때문에 혈액순환이 쉽게 떨어지게 됩니다.

출산으로 생겨나는 잉여 노폐물들이 순환을 방해하면 신체 중앙에서 멀리 떨어진 머리, 손, 발 등 사지 말단에서 가장 먼저 불편 증상이 생기게 됩니다. 자주 어지럽거나 머리가 아프고, 손끝 발끝이 시리고 뻣뻣하고 아프다면 냉증이 더욱 심해지기 전에 관리해야 합니다.

산후 조리 잘 못하면 갱년기까지 영향 줘

출산 후에 무리해서 다이어트를 하거나 신체가 회복되기 전에 무리하게 일을 하는 것은 산후풍이 발생하는 지름길이 되니, 반드시 충분한 휴식을 취해주는 것이 중요합니다.

산후 조리를 가볍게 여기면 일생에 걸쳐 불편함이 발생할 수 있습니다. 출산 직후에는 어혈을 충분히 제거하고 출산 과정에서 소모된 기력을 빠르게 회복시켜주며, 산후 6개월간은 근골격계를 튼튼하게 보강하고 수면, 소화 등 몸의 기본적인 활동들이 안정적으로 회복될 수 있도록 꼼꼼히 살펴야 합니다.

이 시기에 산후조리를 등한시하면 약해진 관절이 지속적으로 시큰하게 느껴지고 발한 과다증 또한 항상 남아 있게 됩니다. 특히 갱년기가 되면 얼굴에 열이 오르고 손발이 차가워지는 등 냉증 증상이 더욱 극명하게 나타날 수 있습니다.

따라서 출산 후에는 무리한 움직임을 피하고 건강관리에 유의하며, 산후 보약을 복용하는 등 체력 회복에 각별하게 신경쓰는 것이 좋습니다.

산후 보약은 어떤 것이 좋은가

출산 후 보약, 유산 후 보약은 기본적으로 자궁 내에 남은 부산물들을 청소하고 원활히 몸 밖으로 배출하는 것을 돕습니다. 한의학적으로 '어혈'을 개선한다고 합니다.

자궁 속 부산물들은 정상적으로는 산후에 오로로 나옵니다. 하지만 임산부에 따라서 오로의 양이 적거나 분만 과정 중에 기력이 탈진해서 부산물들을 배출시킬 순환 능력이 모자라는 경우가 있습니다.

때문에 보약은 '어혈'을 정리하는 과정을 거친 후 임신·분만 과정에서의 기력 탈진을 보강하고, 출혈로 유발된 일시적인 빈혈 상태를 개선시켜 줍니다. 아울러 회복기 동안 발생하는 △부종 △소화불량 △수면장애 △관절 통증 △변비 △설사 등을 함께 치료합니다.

보통 '녹용'을 넣어서 항피로, 항산화, 근육·관절 강화, 빈혈, 면역, 상처 회복을 돕기 때문에 산후보약이라고 말합니다. 몸이 임신 이전 상태로 빨리 회복할 수 있게 도와주는 처방입니다. 때문에 오히려 컨디션이 좋아져서 부종이 빠지고, 일상 활동과 운동 등을 할 수 있게 되면서 결과적으로 산후 체중 감량, 다이어트에 도움이 됩니다.

출산 후 회복을 위해 반드시 해야 할 운동

체내에는 '릴렉신 호르몬(Relaxin)'이라는 것이 있습니다. 자궁 근육의 수축억제, 골반 여러 인대와 전신 관절의 이완 작용 등을 합니다. 이 같은 작용으로 임신 유지와 분만을 도와줍니다. 릴렉신 호르몬은 임신 기간 동안 농도가 올라간 후 분만 시 최고 농도에 도달합니다.

출산 후 원상태로 회복되기까지 5개월 이상 걸리기도 합니다. 때문에 출산 후 관절이 약해지고, 인대가 이완된 상태가 됩니다.

그렇다면 분만 후에는 아무런 운동도 하지 않고 누워만 있는 것이 좋을까요? 아래에 언급한 가이드 라인에 따른 운동을 하면 출산 후 회복에 도움이 됩니다. 출산 후 반드시 지켜야 할 내용과 도움이 될 사항들을 소개합니다.

출산 후 여성의 운동 가이드 라인

* ① 분만 직후 케겔 운동 같은 골반저 운동은 요실금 위험을 줄일 수 있다
* ② 분만 후 6주는 신체적 변화가 크다. 때문에 상태를 체크하고 신체에 무리가 가지 않게 점진적으로 운동을 진행한다
* ③ 제왕절개로 분만한 경우는 신체적 변화 기간이 6주보다 더 길어질 수 있다
* ④ 분만 방법과 관계없이 고강도 운동은 적어도 3~6개월 동안 피해야 한다

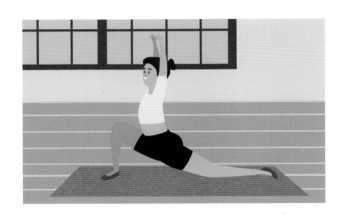

찌릿한 느낌과
통증까지 유발하는 수족냉증

유난히 겨울을 싫어하는 여성들이 많습니다. 냉증을 가진 여성의 경우 여름에도 추위를 타는데 추운 겨울이 되니 더 몸이 긴장되고 힘든 것은 당연합니다.

기온이 낮은 겨울의 환경적인 변화 탓에 우리 몸도 차가워지는 것은 당연합니다. 그렇다고 겨울에 무조건 손·발이 얼음장 같아지는 것은 아닙니다. 난방을 하고 옷매무새를 따뜻하게 챙겨도 손·발을 비롯해 신체 곳곳에 온기가 돌아오지 않으면 '냉증'을 의심해야 합니다.

이 수족냉증은 호르몬의 변화 등으로 혈액순환이 원활치 않은 여성들에게 많이 발생합니다. 특히 수족냉증은 손·발이 차가우면서 통증이나 찌릿한 느낌까지 동반할 수 있습니다. 이외에도 무릎·

아랫배·허리 등 신체 여러 부위까지 냉기를 호소합니다.

수족냉증, 여성에게 많이 발생하는 이유

손·발이 차가운 것으로 시작하는 수족냉증은 사계절 나타날 수 있습니다. 하지만 상대적으로 일교차가 크고 기온이 낮은 가을·겨울에 증상이 더 심해집니다.

수족냉증 주요 증상은 말 그대로 손·발이 차가운 것입니다. 수족냉증 증상이 만성화되면 배·허리·무릎 등 다양한 신체 부위에서 냉기를 함께 느끼기도 합니다.

수족냉증 발병 원인은 혈액순환 장애 때문으로 생각됩니다. 손·발 등 신체 말초 부위의 혈액순환이 잘 이뤄지지 않아서 몸의 열 공급이 떨어져, 수족냉증이 나타나는 것입니다. 특히 신체 수분 대사가 정체돼 생기는 수독증(水毒症)이 많은 영향을 줍니다. 인체 순환에 문제가 생기면 수분이 정체하고, 체내에 고인 수분은 수독이 돼 신체 내부, 심부(心部) 온도를 떨어뜨리는 것입니다. 이 때문에 수족냉증을 비롯한 순환장애를 일으키거나 악화시킵니다.

수족냉증은 남성보다 여성이 많이 호소하는데 그 이유는 생리, 폐경, 출산 등으로 여성호르몬 변화가 발생하기 때문입니다. 여성 중에서도 40대 이상 중년이나 출산을 끝낸 여성들에게 많이 관찰됩니다.

수족냉증→여성질환 '악순환' 연결 고리

수족냉증이 지속하고, 증상이 심해지면 심한 냉감이 발생합니다. 이렇게 만성화되면 여러 가지 여성 질환으로 이어지는 징검다리 역할을 할 수도 있습니다.

수족냉증이 심해서 복부 및 주변에도 냉증이 지속하면 생리통은 물론 성기능 장애, 난임, 갱년기 장애 등을 악화시키거나 영향을 줄 수 있습니다.

냉증 탓에 여성 생식기 계통의 수분대사나 혈액순환이 원활치 않게 됩니다. 이 때문에 생리혈 배출에 문제가 생기고, 생리혈을 배출하기 위해 자궁근육 긴장이 심해집니다. 결국 이런 과정이 지속하며 생리통도 심해지고 배출되지 못하고 남아 있는 혈액이 자궁에 남아서 어혈이 되는 것입니다. 어혈은 다시 자궁근종, 자궁내막증, 자궁선근증 같은 여성 질환에도 영향을 줄 수 있습니다.

때문에 환절기는 수족냉증 여부가 심한지 가늠하고, 치료·관리할 수 있는 적정 시기이기도 합니다.

수족냉증 치료·개선하는 한방 치료

한방에선 기혈순환을 개선해서 수족냉증을 치료합니다. 체질별로 △맞춤 한약 △침 △자하거 약침(태반 약침) △전기뜸 △원적외선 온열치료 등을 병행해서 몸을 따뜻하게 만들어 줍니다. 이 같은 치료법을 통해 정체된 기혈을 풀어주고 순환을 도와서 수족냉증을 개선합니다.

수족냉증 예방에 도움이 되는 생활습관을 갖는 것도 중요합니다. 손·발뿐 아니라 몸 전체를 따뜻하게 하는 생활습관 개선은 수족냉증 관리에 도움이 되기 때문입니다.

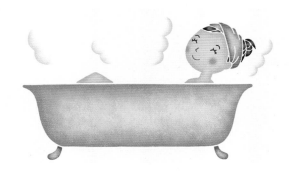

수족냉증 예방하는 생활습관

* 따뜻한 물로 반신욕을 한다
* 혈액순환을 방해하는 꽉 끼는 옷을 피한다
* 모자·귀마개·목도리 등을 활용한 철저한 보온으로 몸 전체를 따뜻하게 한다
* 걷기·조깅·등산 등 운동을 꾸준히 한다
* 충분한 수면을 취한다
* 피임약 등 혈관을 수축하는 약물 복용을 피한다
* 기온이 낮아지면 여러 겹의 옷을 껴입어서 체온을 따뜻하게 유지한다
* 균형 잡힌 식사와 꾸준한 운동으로 신체리듬을 잘 유지한다
* 설거지나 손을 닦을 땐 찬물 사용을 피한다

지긋지긋한 질염,
사라지게 해주세요

여성을 짜증나게 하면서 삶의 질을 현격하게 떨어지게 하는 것이 바로 질염입니다. 이로 인해 본인도 불쾌하지만 남편이나 연인과의 스킨쉽도 멀어지게 만들기 때문입니다.

특별한 이유 없이 피곤하거나 면역력이 약해지는 환절기에 자주 발생하는 비감염성 질염이 많기 때문에 질염은 '여성의 감기'라는 별칭을 갖고 있습니다. 질염은 세균에 의한 세균성 질염이 가장 흔하고, 이외에 곰팡이·기생충으로 인해 나타나기도 하며 호르몬 변화가 큰 갱년기 여성에게 자주 생길 수 있습니다.

여성 생식기 일부인 질(vagina)은 근육과 막으로 이루어져 있습니다. 길이 7~10cm의 관 형태입니다. 질은 월경 때 피를 배출하는 통로이자 출산 시 태아가 나오는 길이기도 합니다.

여성 질 내부는 평소에 산도(pH) 3.8~4.5의 산성을 유지해야 건강한 상태입니다. 질이 산성인 이유는 외부에서 질을 통해 들어오는 세균이 서식하는 것을 예방하기 위해서입니다. 질이 산성으로 유지되는 것은 질 속에 있는 유익한 균인 락토바실러스라는 유산간균 덕분입니다. 유산간균은 질 상피세포의 글리코겐을 유산(젖산)으로 변환시켜서 산도를 일정하게 유지시킵니다.

적절한 산도와 점액이 질 건강 유지

질 내부 점막이 촉촉한 것은 질액 덕분입니다. 질액은 자궁경부, 질, 외음부에 있는 분비샘에서 나오는 투명한 점액입니다. 질액도 질을 통해 들어오는 외부 바이러스나 세균, 오염물질을 씻어내서 신체를 보호합니다. 성관계를 가질 땐 윤활제 역할을 합니다. 질액은 여성 호르몬 변화에 따라서 산도(pH)·성분·점성이 변합니다. 질액은 배란일 즈음 pH가 7.1~8인 정액 속 정자를 받아들이기 위해 산도가 가장 낮습니다.

여성의 질 내부는 pH가 산성으로 유지되고, 질액이 잘 나와야 건강한 것입니다. 그러나 이 같은 밸런스가 무너지면 질염이 발생할 수 있습니다. 질염은 여성의 절반 이상이 경험할 정도로 흔합니다. 질염이 생기면 회백색 질 분비물의 증가를 비롯해 생선 냄새, 가려움증, 통증, 배뇨통 등 다양한 증상이 발생합니다. 냄새가 없어도 질 분비물인 냉이 많아지면 질염을 의심할 수 있습니다.

질염의 종류는 크게 △세균성 질염 △칸디다성 질염 △트리코모나스 질염 △위축성 질염 등으로 구분합니다.

질염 종류 중 가장 많이 발생하는 것은 약 50%를 차지하는 세균성 질염입니다. 여성의 질 환경은 항상 습하기 때문에 세균이 움트기 쉬워서 언제든 세균성 질염에 노출돼 있습니다.

그럼 질염은 상대적으로 세균 활동이 왕성한 여름에만 발생할까요? 피로, 면역력 저하 등 신체 컨디션이 악화해도 잘 발생합니다. 질염의 종류와 특징을 살펴보도록 합니다.

질염의 종류와 특징

① 세균성 질염
* 질염의 약 50% 차지해서 가장 많음
* 묽고 부드러운 우유·크림 형태 분비물 발생
* 생선 비린내가 나고 성관계 후 악화
* 가드넬라가 가장 흔한 원인균이며 성매개 감염 안 됨
* 마이코플라즈마도 주요 원인이며 성매개 감염 됨

② 칸디다 질염
* 칸디다 곰팡이에 의해 발생
* 칸디다 알비칸스는 질 칸디다 감염 원인의 90% 차지

* 코티지 치즈 같은 응결된 희거나 옅은 노란색 냉대하 분비
* 소양증, 화끈거림. 성교통, 배뇨통 발생
* 여성의 약 75%가 일생동안 한 번의 칸디다증 경험

③ 트리코모나스 질염
* 트리코모나스 기생충에 의해 발병
* 거품이 많은 질 분비물 및 불쾌한 악취 발생
* 질 속 불편감 및 배뇨통 호소
* 성 매개성 질환이어서 파트너도 치료해야 함

④ 위축성 질염
* 주로 폐경기 여성에게 발병
* 질 건조감, 소양감, 화끈거림, 성교통, 출혈 등 발생
* 에스트로겐 호르몬 감소로 질 내벽 상피세포와 외음부 피부
  가 위축돼 상처에 취약

질염 치료 후 재발이 잦은 이유

질염을 항생제로 치료한 이후에도 자주 재발되는 경우가 많습
니다. 항생제가 방어 작용을 하는 질 속의 정상적인 세균총까지 제

거하기 때문입니다. 정상적인 질의 세균총은 대부분 락토바실러스라는 질 유산균으로 구성돼 있습니다. 유산균에 의해 만들어진 젖산으로 pH를 조절해서 질내 산도를 pH 4.5 이하로 건강하게 유지합니다. 대부분 세균성 질염의 재발은 단일균 감염보다 정상 세균총 생태계가 무너지면서 발생합니다. 때문에 정상 세균총 생태계 환경을 회복하는 치료가 필요합니다.

아울러 칸디다 질염 재발은 당뇨병으로 혈당 조절이 잘 안되거나 단 음식을 많이 섭취해서 질 내부 당분이 많아지면 영향을 받습니다. 질염 재발이 잦으면 △방광염 △골반염 △나팔관 폐쇄 같은 합병증을 불러올 수 있어서 관리가 중요합니다.

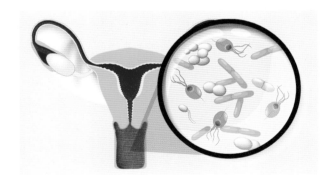

삶의 질 떨어뜨리는 질염 치료와 관리

질염의 원인이 피로·면역력 약화 때문이면 문진 및 진맥을 통해 하부생식기계의 면역력을 보강하고, 순환을 도우며, 염증을 개선하는 한약을 사용할 수 있습니다. 질염과 함께 다른 생리통·월경주기 등의 문제가 동반하면 호르몬 분비가 안정되지 않은 상태여서 자궁 환경을 개선시키는 것이 우선입니다.

또 자궁이 냉해서 평상시 치마만 입어도 냉이 많이 발생하는 냉증 여성들은 단순히 균을 제거한다고 해도 자궁 건강을 되찾지 못하면 만성적인 질염을 달고 살 수 밖에 없습니다. 한의학에서는 몸 전체 상태를 개선해 면역력을 높이고, 자궁과 질의 자체적인 세정력을 회복시켜 질염을 예방하고 치료하는 것을 목표로 합니다.

병원에 내원해 정확한 진단 후 치료해야

갱년기 여성에게 나타나는 위축성 질염은 일차적으로 에스트로겐 연고를 사용합니다. 하지만 재발이 잦아서 폐경기·갱년기 증상을 치료하면서 질의 염증을 잡아주는 한약이 도움이 됩니다.

복부 뜸 치료와 좌훈 치료도 질염 완화에 효과적입니다. 자궁 냉증으로 질 분비물이 많이 발생하거나 생리통이 심한 여성들은 뜸 치료를 통해 냉증을 완화시키고 복부의 혈류 순환을 촉진할 수 있습니다. 또 염증 개선과 자궁 건강에 도움이 되는 한약재를 활용한 훈증 치료도 많이 활용합니다. 그러나 감염으로 심한 염증 반응이 발생하면 훈증이 오히려 증상을 악화시킬 수 있어서 병원에 내원해 충분한 진단을 받은 후 치료를 시행하시는 것이 좋습니다.

질염을 예방하기 위해 다음과 같은 생활수칙을 지키면 좋습니다.

질염 예방에 도움이 되는 생활수칙

* 속옷은 땀이나 분비물 흡수에 도움이 되는 면 소재를 입는다
* pH 9 정도의 강알칼리인 비누 같은 세정제는 질에 사용하지 않는다
* 질에 이상이 생기면 대중목욕탕이나 사우나 이용을 자제한다
* 월경 전후에는 질 내 산도(pH)가 가장 낮기 때문에 잦은 성관계를 피한다
* 운동 후 땀이 밴 옷은 빨리 갈아 입는다
* 화장실에서 소변을 본 후엔 앞에서 뒤쪽으로 닦는다

냉증 치료에 특효인
한약재 건칠(乾漆)

건칠(乾漆)은 옻나무의 수지를 건조한 한약재로, 예로부터 여성 질환의 성약(聖藥)으로 알려져 있습니다. 특히 성질이 따뜻해 하복부나 손발의 냉감을 느끼는 경우 더욱 효과가 좋습니다. 건칠의 따뜻하고 매운 성질은 몸 안의 수독을 제거 하는데 효과적입니다. 냉증이 심해지면 신체 대사가 떨어지며 몸이 잘 붓고, 알레르기 증상을 겸하거나 질 분비물이 많이 생기는 등 노폐물이 많이 쌓여 수독증이 발생합니다. 이 때 건칠의 따뜻한 기운을 활용하면 노폐물을 말려주어 수독증이 해소되고, 몸이 따뜻해지며 냉증이 개선됩니다.

냉증 개선과 생리불순에도 좋아

특히 건칠은 여성 냉증과 생리 이상을 개선하는데 효과적인 약재입니다. 한의학적으로 건칠은 파혈(破血) 작용이 뛰어나 체내의 어혈과 수독을 제거하는데 뛰어납니다. 게다가 따뜻한 건칠의 성질은 체온을 높여주며 신진 대사를 활발하게 하여 수족냉증, 하복부냉증, 자궁냉증 등 여성의 냉증을 개선하는 묘약이 됩니다.

호소하는 증상과 전신 상태에 따라 당귀작약산, 계지복령환 등에 건칠을 더하면 냉증을 개선하면서 생리통과 생리 불순까지 호전될 수 있습니다. 아울러 한약과 함께 생식기계의 혈류 순환을 도울 수 있는 △침 치료 △뜸 치료 △건칠 약침 치료 △온열 치료를 병행하면 더욱 효과적입니다.

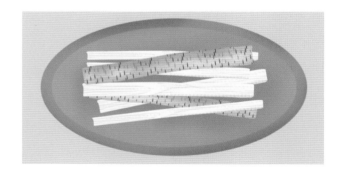

하지만 어혈을 제거할 만큼 약성이 강한 약재이기 때문에 복용에 주의해야 합니다. 특히 옻나무에는 강한 알러지 유발 성분이 있어 독성을 제거한 안전한 약재를 사용해야 합니다. 또 임신 중이거나 기력이 너무 약한 여성들의 경우 강한 약성이 부담이 될 수 있으므로 건강 상태를 면밀히 살펴 복용하는 것이 좋습니다. 건칠의 주요성분 및 효능을 알아봅니다.

어혈 풀고 혈액순환 돕는 '건칠(옻)' 주요 성분 및 효능

① 피세틴(Fisetin) 성분 효능
* 뇌세포 손상 보호
* 인지기능 향상 및 항노화 효능
* 습진 및 피부장벽 유전자 발현

② 뷰테인(Butein) 성분 효능
* 항산화 및 항암 효과
* 암세포 증식 억제
* 류마티스 관절염, 동맥경화, 대장염 등 개선 효과

③ 푸스틴(Fustin) 성분 효능
* 남성호르몬 저하 방지 및 스태미너 향상
* 혈관 및 신경보호 효과

④ **설퓨레틴(Sulfuretin) 성분 효능**

＊ 당뇨병·비만 등 대사성 만성질환 억제

＊ 아토피 피부염, 과도한 색소침착, 피부건조 억제

건칠 온혈고와 건칠 약침

건칠의 부작용은 줄이면서 치료에 효과적으로 활용할 수 있도록 개발된 약들이 있습니다.

건칠 온혈고

건칠온혈고는 옻알러지 유발물질인 우루시올을 99.9% 제거하여 옻알러지를 억제한 약입니다. 우루시올은 옻나무를 비롯한 옻나무속 나무의 유액의 주성분인 페놀성 물질로 구조가 유사한 우루시올 1-5까지가 알려져 있습니다. 특이체질을 가지고 있는 사람은 옻나무에 가까이만 가더라도 전신에 옻알러지가 나타나 피부염이 발생되는데, 우르시올이 바로 알레르기를 유발하는 항원입니다. 건칠온혈고는 이러한 우루시올을 제거하여 옻알러지 반응을 최소화하였다는 장점이 있습니다. 건칠이 좋다는 건 알지만 알레르기가 걱정되어 복용하지 못하셨던 분들에게 굉장히 큰 도움이 될 수 있습니다.

건칠 약침

건칠은 피부에 발진을 일으키거나 가려움을 유발하여 수포를 형성시키는 등의 심각한 알러지를 일으키는 우르시올 화합물이 함유되어 있어, 식품, 의약품, 화장품 소재로 제한 없이 사용되기에는 한계가 있는 것으로 알려져 있습니다. 이러한 문제를 개선하고자 우르시올 제거와 관련된 연구를 통해 개발된 것이 건칠약침입니다.

건칠약침은 알러지 반응을 일으키는 우르시올만이 선택적으로 제거되며, 옻의 유용성분으로 알려진 갈산(gallic acid)으로 대표되는 폴리페놀류와 퀘르세틴과 같은 플라보노이드류의 기능성 성분과 약리효과는 제거되지 않는 것을 특징으로 합니다.

따라서 앞서 설명한 건칠의 효과를 필요한 부분에 집중적으로 발휘하면서 부작용은 효과적으로 줄인 치료가 가능합니다.

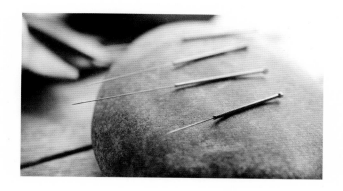

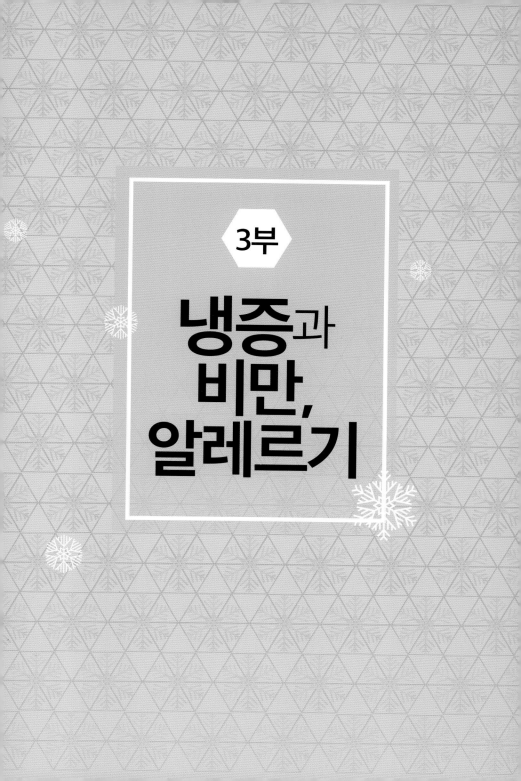

3부

냉증과 비만, 알레르기

비만과의 전쟁,
냉증을 잡아라

여성의 삶에서 청소년기부터 청년기, 장년기, 노년기까지도 끊임없이 추구하는 전쟁이 하나 있습니다 바로 '비만과의 전쟁'입니다.

요즘 삶의 질이 높아지면서 1년 365일 관심을 받는 주제 중 하나가 '다이어트'입니다. 하지만 체중 조절의 기본인 식단 조절과 충분한 운동으로도 감소하지 않는 체중 때문에 고민인 사람들이 많습니다. 이처럼 다양한 방법을 동원해도 살이 빠지지 않는 여성은 원인이 냉증에 있을 가능성이 큽니다.

그 이유는 여성은 남성보다 근육량이 적어서 열과 에너지를 생산하는 능력이 부족합니다. 특히 냉증 여성들은 다른 사람보다 열 생산 기능이 더 떨어져 있습니다. 때문에 신진 대사와 기혈 순환이 원활히 이뤄지지 않아서 체중이 쉽게 증가합니다.

절대 빠지지 않는 살의 정체

주전자에 담긴 물을 보글보글 끓이고, 증기를 만들어 내기 위해서는 따뜻한 불을 켜야 합니다. 불이 약하면 물은 끓지 않고, 정체된 상태로 머무릅니다. 냉증 여성들은 이처럼 물을 데워주는 불의 힘이 약해서 몸 안의 수분과 영양 물질들이 원활하게 돌아가기 어려운 상태가 됩니다. 결국 정체된 물질들은 쌓여서 노폐물을 형성합니다.

한의학적으로 이 증상을 '수독증(水毒症)'이라고 합니다. 수독이 위장에 쌓이면 소화불량·메스꺼움을 유발하고, 기관지에 쌓이면 코알레르기·축농증·천식 등 호흡기 증상을 일으킵니다. 특히 수독이 체표에 발생하면 부종과 비만을 부릅니다.

식이조절과 운동으로는 체중이 좀처럼 줄어들지 않으면서 아래와 같은 증상이 있다면 냉증 비만을 의심해봐야 합니다.

냉증 비만 의심 증상

* 잘 부으면서 살이 물렁하다
* 손발이 차갑다
* 복부, 특히 아랫배가 차갑다
* 배를 눌러봤을 때 굳어 있거나 딱딱한 부위가 있다
* 생리통이나 만성변비가 있다

냉증 비만도 유형이 있는데 자신은 어디에 해당하는지 잘 알아보아야 합니다.

① 하체 비만

하복부가 차갑고 다리 아래까지 냉감을 느끼는 하반신형 냉증 여성들은 유독 하체가 잘 붓고 살이 찌는 하체비만이 되기 쉽습니다.

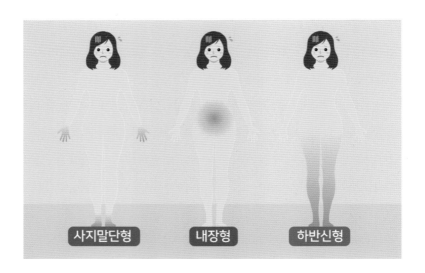

② 복부 비만

복부냉증은 한국 여성의 약 20% 정도가 호소하는 증상입니다. 아랫배가 차가우면서 복부창만, 변비, 생리통 등을 호소합니다. 이렇게 하복부에 냉증이 있는 경우 혈액순환이 잘 되지 않아 수독이 쌓일뿐더러, 여성에게 중요한 장기인 자궁을 보호하기 위해 지방이 축적되어 복부비만이 되기 쉽습니다.

③ 사지말단 비만

몸통에 비해 팔·다리에 유독 살이 많고, 얼굴이 잘 부어도 냉증 때문에 수독이 많이 쌓인 상태일 수 있습니다. 손발이 자주 차고 저리거나, 바람이 불면 콧물 재채기가 바로 발생하는 '사지말단형' 냉증 여성들이 여기에 해당합니다.

한의학에서는 하복부에 위치한 '신장'을 신체 열에너지를 생산하는 보일러로 생각합니다. 신장의 양기가 약하면 열을 충분히 만들지 못하고, 열에너지가 부족하면 손끝·발끝까지 순환이 충분히 미치지 못합니다. 이처럼 냉증 여성들은 열기가 사지말단까지 전달되지 않기 때문에 손·발·얼굴이 자주 붓거나 팔과 다리에 살이 찌기 쉽습니다.

냉증 비만 다이어트, 어떻게 해야 좋을까

쉽게 **빠지지** 않는 살들의 근본 원인은 냉증인 경우가 많습니다. 우리 몸이 더 활발하게 움직이고, 원활한 대사를 이룰 수 있도록 냉증을 개선하면 자연스럽게 수독이 배출되고 체중 감량이 이뤄질 수 있습니다.

하반신 체중이 운동과 식단으로도 감소하지 않으면, 냉증을 치료하고 하반신으로 내려가는 순환을 개선해야합니다. 아랫배와 발이 따뜻해진다는 것은 발끝까지 내려가는 혈액 순환이 개선된다는 의미입니다. 이렇게 신체 순환이 나아지면 저절로 수독과 노폐물이 배출되고, 자연스럽게 체중 감소가 이뤄집니다.

따라서 비만한 냉증여성들이 반드시 챙겨서 지켜야 할 습관이 있습니다.

냉증 여성들이 챙겨야 할 건강한 생활습관

냉증 여성들은 기본적으로 신체를 따뜻하게 유지시키는 습관을 들여야 합니다. 너무 짧거나 노출이 심한 옷은 피하고, 위장관 내 온도를 떨어뜨리는 차가운 음식을 즐기지 않는 것이 좋습니다. 반면 따뜻한 생강차·쑥차 등은 체내 심부 온도를 올리는데 도움이 돼 냉증 개선에 좋습니다.

아랫배를 따뜻하게 해주고 양기를 북돋는 '관원혈(關元血)' 마사지도 좋습니다. 관원혈은 배꼽에서 손가락 세 마디 정도 아래에 위치한 혈자리입니다. 손가락으로 관원혈을 가볍게 눌러준 상태로 시계 방향으로 원을 그리며 부드럽게 마사지해주고 천천히 손을 떼는 과정을 20~30회 반복합니다.

냉증 개선 돕는 '관원혈' 마사지

* 배꼽 중심에서 손가락 세 마디 정도 아래에 위치한 혈자리다
* 손가락으로 관원혈을 가볍게 눌러준 상태로 시계 방향으로
  원을 그리며 부드럽게 마사지해주고 천천히 손을 뗀다
* 20~30회 반복한다
* 따뜻한 수건으로 관원혈 주변을 찜질해도 좋다

수독이 쌓여서 하체가 많이 붓고, 손발이 차가운 여성들은 족욕·반신욕으로 순환을 개선하는 것도 도움이 됩니다. 수독이 기관지에 발생하면 호흡기 알레르기가 생길 수 있어서 추운 날씨에는 스카프 등으로 목을 따뜻하게 보호하고 수면을 취하는 것도 방법입니다.

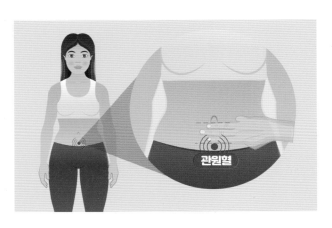

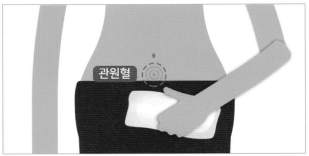

소아 냉증 체질과 과체중

이와 같은 냉증 비만은 여성뿐만 아니라 소아에서도 자주 보입니다. 냉증 비만의 소아는 특히 수족냉증을 많이 호소합니다. 날씨가 춥지 않아도 손과 발을 만져보았을 때 차갑고 스스로도 손발이 시리다고 이야기하는 경우가 많습니다.

이러한 소아들은 기혈순환이 제대로 되지 않아 체내에 비정상적인 수액정체, 즉 수독이 쌓인 것입니다. 따뜻한 기운이 손발로 잘 도달하지 못해 차가워지는 것입니다. 보통 쌓인 수독이 부종을 유발하여 과체중한 경우가 많습니다. 또 기혈의 흐름이 정체되어 비위로도 잘 도달하지 않기 때문에 과체중임에도 불구하고 소화 기능은 떨어지는 아이들도 많습니다.

이런 경우 비염, 부비동염, 아토피 등 다른 알러지 질환도 흔하게 유발하고, 식사도 원활하지 않아 성장은 저하될 수 있어 냉증 치료가 더더욱 필요합니다.

냉증 소아들은 생활관리 역시 중요합니다. 주 2회 이상, 20~30분의 반신욕으로 전신순환을 돕고 충분한 놀이로 활동을 늘리며 스트레스를 해소해주는 것이 좋습니다.

냉증과 알레르기는
이웃 사촌

'여성은 몸이 따뜻해야 한다'. 옛날부터 여성 건강과 관련해서 빠지지 않고 언급되는 말입니다. 여성들이 많이 호소하는 냉증은 단순히 손·발이 찬 것에서 끝나지 않기 때문입니다. 그래서 옛 선조들은 여성은 아랫배가 차면 안 된다며 몸을 따뜻하게 유지하고 보온이 잘되도록 아랫목을 양보해 주곤 했습니다.

앞에서도 여러번 강조했지만 또 한번 강조합니다. 여성 냉증은 한방 개념 중 '수독증(水毒症)'과 관련 깊습니다. 수독증이 있으면 인체 순환이 원활하게 이뤄지지 않아서 수분 대사가 정체합니다. 이렇게 쌓인 수분은 수독이 되어 신체 내부의 심부 온도를 떨어뜨리고, 냉증과 순환장애를 악화시킵니다.

'알레르기와 여성 냉증' 그 밀접한 관계

냉증 여성들은 전신에 열을 돌게 하고, 순환을 촉진시키는 보일러 역할을 하는 신장·자궁 등이 위치한 아랫배 '하초(下焦)' 부위가 차갑습니다. 때문에 전신에 혈액과 영양이 원활하게 공급되지 못해서 대사가 떨어집니다.

이렇게 대사가 저하되면 체내 수분이 정체하고, 노폐물이 쌓이는 수독증·습담증이 쉽게 발생합니다. 수독·습담이 위장에 쌓이면 메스껍고, 구토가 나오거나, 소화불량이 발생합니다. 자궁에 쌓이면 △냉대하 △질염 △생리통 등을 부르고, 온몸에 쌓이면 부종·체중 증가를 유발합니다.

또 수독이 호흡기에 축적되면 폐·기관지가 차가워지고, 콧물·가래·객담이 발생해서 호흡이 불편해지는 호흡기 알레르기가 생깁니다.

아울러 알레르기 결막염 때문에 눈물이 나고, 비염으로 콧물과 재채기가 발생하며, 아토피 피부염에서 진물이 나오는 현상들이 이러한 수독 배출 증상입니다.

때문에 냉증 여성들의 알레르기 질환은 근본적인 원인인 냉증 체질을 개선해야 치료가 됩니다. 전신이 따뜻해지고, 정체된 수독이 제거되면 자연스럽게 알레르기 증상도 해소됩니다.

그렇다면 수독과 습담이 축적되는 신체 부위를 알아 보도록 하겠습니다.

수독·습담 축적되는 신체 부위에 따른 건강 문제

* 위장 : 속이 메스껍고, 구토가 나오거나, 소화불량 발생
* 자궁 : 냉대하, 질염, 생리통 등 호소
* 전신 : 부종, 체중 증가 유발
* 호흡기 : 폐·기관지가 차가워지고, 콧물·가래·객담 생겨 호
  흡기 알레르기 발생
* 피부 : 아토피 피부염에 따른 진물
* 눈 : 결막염

냉증과 한랭 알레르기

알레르기와 여성 냉증은 연관이 없어 보이지만, 알레르기 질환 여성 중 다수가 냉증과 수독증(水毒症)을 겸하고 있습니다.

알레르기 비염, 축농증, 천식 환자 중 다수는 찬 바람을 쐬면 맑고, 묽은 콧물이 흐릅니다. 여기에 기침·재채기가 자주 나고, 흰 가래를 많이 동반하면 냉증 알레르기일 가능성이 큽니다. 이런 여성들은 추위를 많이 타며, 전신의 열 대사가 떨어진 특징을 보입니다.

이와 관련 알레르기는 알레르기를 일으키는 원인 물질인 항원과 접촉해서 발생하지만, 근본적인 원인은 수분 배출이 잘되지 않기 때문입니다. 즉 냉증과 관련이 있는 것입니다. 그래서 이런 알레

르기 질환이 있으면 인체에서 자동으로 수분을 배출하는 모습을 관찰할 수 있습니다. 알레르기성 결막염이 눈물, 알레르기 비염은 재채기와 콧물, 아토피 피부염이 피부 진물을 일으키는 이유는 정체된 수분이 배출되는 현상입니다.

알레르기 항원이 없어도 온도가 차가워지면 혈액순환이 잘 되지 않는 손·발에 한랭 알레르기가 나타납니다. 반면 갑자기 온·습도가 높아질 때, 땀으로 열이 빠지지 않아서 심부온도가 상승해도 콜린성 알레르기가 생깁니다.

결국 신체 수분대사를 원활하게 해야 알레르기 증상을 근본적으로 개선할 수 있는 것입니다.

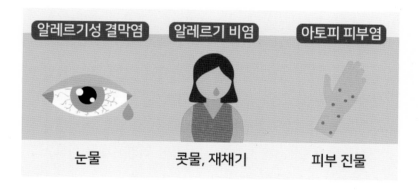

알레르기성 결막염	알레르기 비염	아토피 피부염
눈물	콧물, 재채기	피부 진물

한랭(寒冷)의 면역력 저하 그리고 알레르기

여름철 즐겼던 차가운 음식과 환경 탓에 신체는 계속 한랭(寒冷) 자극을 받았습니다. 이 때문에 장관(腸管) 등 내장계가 약해져서 신체 면역체계가 무너지는 것입니다.

수개월간 지속한 차가운 자극들이 면역에서 가장 중요한 역할을 하는 조혈소가 있는 장관 내장계를 공격했기 때문입니다. 차가운 것을 섭취하고, 추운 환경에 노출돼서 장을 냉하게 하는 것은 다양한 균이 몸에서 많이 증식하는 환경을 만듭니다.

이 같은 한랭 작용은 점차 늘고 있는 알레르기 비염, 아토피 피부염 등 알레르기 질환에도 영향을 줍니다. 가을 환절기에 알레르기 질환을 미리 예방하고, 증상을 줄이려면 여름철 냉기 탓에 낮아진 면역력을 잘 관리하는 것이 필요합니다.

낮은 체온 혈류에도 영향 '냉중독' 주의

신체에 가해지는 차가운 자극은 혈액 등 신체 순환에도 부정적으로 작용합니다. 연구들에 따르면 난방이 돼 있는 실내에서 차가운 음료를 마시게 한 후 혈액을 관찰하면 적혈구가 전기적으로 결합해서 끈적끈적한 상태가 됩니다.

이어서 따뜻한 차를 마시고, 호흡 체조를 한 후 혈액을 관찰하면 혈액이 잘 순환하는 상태로 변합니다. 혈액 상태가 체온에 따라

변해서 건강에 영향을 미칠 수 있는 것입니다.

이처럼 차가운 음식을 너무 많이 섭취하면 '냉중독'에 빠져서 △알레르기 질환 △진행성 근위축성 측삭 경화증 △다발성 경화증 △위장성 대장염 △류마티스 △천식 △폐렴 △당뇨병 △뇌염 같은 질환 발병률이 증가합니다.

이 같은 질환들은 장의 상재균이 각 조직과 기관의 세포에 침투해서 세포 내에 감염증이 발생하기 때문에 나타나는 자가 중독증 같은 감염증입니다. 세포 변화가 신체 기관에 악영향을 줘서 알레르기를 비롯해 몸 전체의 부종, 만성피로, 무기력 같은 증상을 일으킨 결과입니다.

미토콘드리아 손상 등 다양한 질환에 영향

여름 내내 먹었던 차가운 물 등 냉한 음식은 신체를 따뜻하게 하는 에너지도 뺏습니다. 이 때문에 신체 세포 속 소기관 중 하나인 미토콘드리아에도 문제를 일으킵니다.

물은 우주에서 가장 열용량이 큰 물질입니다. 차가운 물을 지속적으로 마시면 물이 열을 빼앗아서 체온이 내려갑니다. 물이 몸을 따뜻하게 하는 에너지를 가져가는 것입니다.

결국 장이 차가워져 '내장 뇌'라고 하는 대뇌 변연계 신경세포에 전해지면, 미토콘드리아에 장애가 발생해서 건강에 악영향을 줍니다. 뇌 속 호르몬이나 아드레날린 등을 사용하는 것도 미토콘드리

아이기 때문에 차가운 음식으로 뇌 상태가 악화될 수 있습니다.

뇌 속에는 다양한 호르몬을 비롯해 아드레날린·도파민·세로토닌이라는 신경전달물질이 있습니다. 이 물질들은 뇌 속뿐만 아니라 장 속에도 존재합니다. 때문에 차가운 음식 등으로 장에 문제가 생기면 신경전달 균형이 흐트러지면서 동시에 뇌에 전달됩니다.

또 장이 차가워지면 세균이 몸의 구석구석 세포까지 파고듭니다. 알레르기 질환처럼 원인을 알 수 없는 면역 질환이나 난치병에 걸리는 것은 몸 속의 미토콘드리아가 병에 걸렸다는 뜻이기도 합니다. 몸에 있는 모든 조직기관의 특수 세포의 기능도 모두 미토콘드리아가 담당하고 있습니다. 세포 속에 세균이 있으면 미토콘드리아 기능이 정지됩니다.

이런 이유로 더운 여름에 차가운 음식과 환경에 많이 노출돼 면역력이 낮아졌으면, 알레르기 질환 등 발생할 수 있는 건강 문제 예방을 위해 체온을 따뜻하게 유지하는 생활습관을 가져야 합니다.

건강은 건강할 때 지키는 것이 좋습니다. 한의학에선 병이 나기 전에 미리 몸의 면역을 키우기 위해 '쌍화탕'을 처방합니다. 알레르기 질환 때문에 고생하는 사람들에게 쌍화탕을 권하는 이유이기도 합니다.

호흡기 알레르기도
냉증이 원인이라구요?

알레르기는 신체가 특정 물질에 노출되면서 항원항체반응에 따른 과민반응이 나타나는 상태입니다. 사람마다 알레르기 반응을 일으키는 원인 물질이 다릅니다. 주요 물질은 △꽃가루 △곰팡이 △집먼지 진드기 △음식 △동물의 비듬·털 등 다양합니다.

알레르기 탓에 나타나는 증상은 신체 부위별로 차이가 있습니다. 눈에 나타나면 결막염, 기관지에 나타나면 천식, 코에 발생하면 비염입니다.

알레르기 증상이 코에 나타나는 알레르기 비염은 코 안쪽 점막이 민감한 반응을 보이는 상태입니다. 특히 3·4월 봄철 알레르기 비염을 일으키는 주요 원인 물질인 꽃가루가 흩날리면 심해집니다.

꽃가루가 알레르기의 주범

우리나라는 봄에 주로 오리나무·개암나무·자작나무·참나무 등의 꽃가루가 알레르기 비염을 일으킵니다. 우리나라와 가까운 일본은 노란색 삼나무 꽃가루가 알레르기 비염 주요 원인입니다. 일본은 국토의 70%가 산이며, 나무의 70%가 삼나무여서 알레르기 환자가 많습니다. 그렇다면 알레르기 비염의 공통적인 증상은 무엇일까요.

알레르기 비염에 따른 코 증상 특징

* 대부분 갑자기 발작적으로 생긴다
* 맑은 콧물이 흐른다
* 재채기가 연속해서 나온다
* 코가 간지럽고, 막힌다
* 증상이 발생한 후 다음 증상까지 큰 문제가 없다

코 외에도 다양한 증상 동반하는 질환

알레르기 비염은 코에 염증이 발생한 상태여서 주요 증상이 콧물, 코막힘, 재채기로 나타납니다. 하지만 만성화 되면 다른 질환도 동반할 수 있습니다.

우선 비염을 치료하지 않고 방치하면 증상이 점차 심해져서 결국 축농증이 발생합니다. 이 경우 코를 막히게 하는 물혹이 코 안에 생겨서 숨쉬기가 더 답답해질 수 있습니다. 결국 입으로 숨을 쉬어야 해서 또 다른 건강 문제를 부릅니다.

알레르기 비염이 있으면 코 점막이 아주 예민해져서 담배연기, 향수냄새, 갑작스런 온도 변화처럼 항원이 아닌 일반적인 물질에도 과민반응을 합니다. 아울러 눈물을 흘리거나 두통이 생길 수도 있습니다.

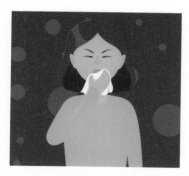

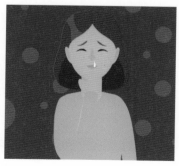

단순히 코에 이물질이 침투하면 일종의 퇴치 반응으로 재채기가 나옵니다. 그러나 재채기가 끊이지 않고 계속되면 알레르기 비염을 의심해야 합니다. 재채기가 연속해서 나오면 일시적인 현상으로 넘기지 말고 검진을 받는 것이 바람직합니다.

냉증과 입(口)호흡

앞서 살펴본 것처럼 냉증이 있으면 다양한 알레르기 반응을 일으키기 쉬우며, 특히 알레르기 비염을 앓는 경우가 많습니다. 알레르기 비염은 코로 숨 쉬기가 힘들어져서 입 호흡을 하게 만듭니다. 이 같은 상황이 지속하면 신체에 세균·바이러스 침투가 증가해서 각종 감염 질환 위험이 높아집니다. 또한 입 호흡을 지속하게 되면 턱과 입이 비정상적으로 튀어나오고 치열이 고르지 못하게 될 가능성이 높아집니다.

우리는 입으로 음식을 먹고 말을 합니다. 그러나 언제부턴가 입이 '호흡' 이라는 코의 영역을 침범하기 시작했습니다. 코 질환으로 인한 코막힘이나 격한 운동에 대한 반동으로 간간히 행해지던 입 호흡이 어느새 습관이 되어 버린 것입니다.

입호흡은 바이러스 침투가 용이

코와 기관지를 연결하는 중간에서 기관지와도 통해 있기 때문에 전혀 힘들이지 않고도 입호흡은 가능합니다. 어떨 때는 작은 콧구멍보다 큰 입으로 한꺼번에 숨을 몰아쉬는 것이 더 편하다고 느낄 수 있습니다. 그러나 우리가 확실히 알아야 할 것이 있습니다. 몸의 기능은 편하다고 마음대로 써서는 안 됩니다. 특히 입에는 코처럼 이물질을 걸러내는 섬모나 점막의 역할을 할 만한 것이 없습니다.

에어컨이나 정화기에 필터 장치가 없다면 어떻게 될까요? 수많은 먼지와 세균의 온상지가 될 것입니다. 공기정화장치가 없는 입호흡은 바이러스와 세균에게 우리 몸을 열어주는 것과 같습니다. 특히 입호흡은 바이러스·세균 침투에 취약하기 때문에 코로나19처럼 바이러스 질환이 심각하게 유행할 때 더욱 주의해야 합니다.

호흡을 할 때 방법에 특별히 신경을 쓰거나 고민을 하는 사람은 거의 없습니다. 체조를 하며 의식적으로 심호흡을 할 때조차 코로 들이마셔야 하는지 입으로 들이마셔야 하는지를 고민하는 사람은 없습니다.

굳이 어디로 호흡을 하는지 묻는다 해도 막연하게 '나는 코로 호흡하고 있어'라고 생각할 뿐입니다. 다시 말해 호흡에 대해 각별히 신경 써본 적도 없으면서 자신은 입 호흡을 하지 않는다고 생각하는 것입니다.

자신도 모르게 습관화 되는 입호흡

그러나 말을 하고 있을 때, 텔레비전에 빠져 있을 때, 잠자고 있을 때, 운동을 할 때 등 여러 상황에서 호흡방법을 관찰해보면 입으로 호흡을 하는 사람들을 쉽게 찾을 수 있습니다.

특히 서비스업·영업 등 말을 많이 하는 특정 직업군은 상대적으로 입으로 호흡을 하기 쉽습니다. 일을 하면서 긴장을 많이 하면 본인도 모르게 입으로 호흡을 하기 때문입니다.

자기도 모르는 새에 많은 사람들에게 입으로 호흡하는 나쁜 습관이 배어버린 것입니다. 자신이 어디로 호흡하는지 특별히 의식하지 않으면 사람은 입과 코, 두 기관을 모두 사용해서 호흡합니다.

입호흡은 대량의 공기를 넣을 수 있다는 장점이 있지만 직접 기도를 통하니 편도선이 상하거나 바이러스 등 잡균에 대해 무방비한 상태가 되기 쉽습니다. 그 피해는 천식이나 아토피성 피부염, 꽃가루 알레르기 등 알레르기 질환의 급증형태로 나타나고 있습니다.

사실 알레르기는 이처럼 우리 몸을 보호하기 위해 체내에 침입한 이물질에 대한 반응의 일종입니다.

때문에 이야기를 할 땐 중간 중간 사이를 두고 그때마다 의식해서 코 호흡을 해야 합니다. 또 입으로 바이러스나 세균이 침입해 편도선염도 생길 수 있어서 입을 자주 헹구어 청결하게 하는 것이 중요합니다.

알레르기와 '면역기억'

우리 몸은 외부에서 이물질이 침입하면 즉각적으로 경보 시스템을 울리고 이물질을 없애는 대응물질을 만듭니다. 체내에 들어온 이물질은 체내에는 없었던 이종의 단백질로 '항원'이라고 하며, 그 항원에 대응해서 체내에서 생기는 특수한 단백질은 '항체'라고 합니다.

한번이라도 항원항체반응을 일으킨 경우 그 항원은 몸이 오래도록 기억하여 같은 항원이 다음에 침입할 때는 신속하게 같은 항체를 만듭니다. 즉 임전태세를 갖추게 되는 것입니다. 이것을 '면역기억'이라고 합니다.

이를 통해 이물질에 대한 신속하고 정확한 반응으로 몸을 지켜내는 것입니다. 다만 알레르기는 너무 신속하고 민감하게 반응하여 불쾌한 증상을 가져옵니다. 알레르기 반응을 보이는 이들의 몸은 일반인에게는 아무런 지장이 없거나 혹은 필요한 것까지도 해치워야 할 이물질로 인식하고 반응합니다.

구체적인 설명을 잠시 곁들이자면 IgM, IgG, IgA, IgD, IgE는 각각 서로 다른 모양과 기능을 갖고 있는 면역 글로블린입니다. 이들은 면역체계에 관여하면서 우리 몸에 해로운 이물질들이 들어왔을 때 그것을 컨트롤하는 역할을 합니다.

알레르기 반응은 크게 4종류

하지만 때로 이들의 수치가 너무 높으면 과민한 반응, 알레르기 반응이 되는 것입니다. 알레르기 반응은 크게 네 종류로 나뉘는데 그 중 I형 알레르기는 대표적인 알레르기 반응입니다.

기관지 천식, 알레르기성 비염, 두드러기, 아토피성 피부염의 일부가 여기에 속합니다. 알레르겐, 즉 알레르기 반응을 일으키는 항원이 침입하면 IgE 항체가 생깁니다. 어떤 항원에 대해 항체가 만들어지는 것을 감작(의약품 따위가 몸에 들어갔을 때 같은 물질에 과민 반응을 하는 상태) 됐다고 합니다. 이것이 알레르기나 면역반응입니다.

IgE 항체의 생산을 약물로 억제할 수 있다면 I형 알레르기의 근본적인 치료가 가능한 것입니다.

알레르기 근본 원인도 '입호흡'

　알레르기의 근본 원인은 '입 호흡'에서 찾을 수 있습니다. 소아천식을 살펴보겠습니다. 일반적으로 서양의학에서 소아천식에 스테로이드 호르몬이 처방됩니다. 그러나 스테로이드는 단순히 발작을 완화하는 것뿐, 천식 자체를 고치는 것이 아닙니다. 때문에 체질개선 노력과 함께 성장 과정에서 자연치유 되기를 기다리는 수밖에 없습니다.

　지금까지 소아천식은 집 진드기나 먼지에 대한 알레르기 반응이라고 알려져 왔습니다. 그러나 다른 알레르기에는 효과적인 스테로이드도 발작의 완화 정도로 밖에 도움이 되지 않는다는 점을 볼 때 단순한 먼지 알레르기가 아니라 오히려 기관지에 들어간 잡균에 의해 생긴 염증이라는 설이 더 유력합니다.

　잡균이 들어가서 일으키는 염증 때문에 기관지 내부가 부어 울라 숨을 쉬기가 힘들어진다는 것입니다.

　그렇다면 왜 잡균이 기관지에 들어가는 것일까요? 그 해답을 바로 입으로 숨을 쉬는 잘못된 호흡법에서 찾을 수 있습니다. 알레르기로 병원을 찾는 이들은 예외 없이 입으로 호흡을 하고 있습니다.

　모두 입이 약간 열려있고, 눈은 생기를 잃은 채로 전체적으로 무표정한 모습이 특징입니다. 진료실을 찾은 환자를 한눈에 봐도 입으로 호흡하고 있음을 알 수 있습니다. 자세도 새우등을 하고 있어서 건강하지 않은 모습입니다. 입호흡의 자가진단을 해 보겠습니다.

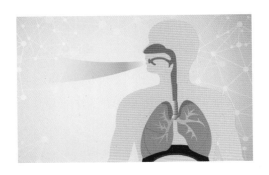

입호흡 자가 진단법

1. 무의식적으로 입이 반쯤 열려있다.
2. 앞니가 튀어나와 있는 뻐드렁니다.
3. 아래턱이 위턱보다 더 나와 있는 주걱턱이다.
4. 아랫입술이 두툼한 편이다.
5. 입술이 거칠거칠하고 건조하다.
6. 잘 때 입을 벌리고 잔다.
7. 아침에 일어났을 때, 목이 따끔따끔 아프다.
8. 콧구멍을 의식해서 움직일 수가 없다.
9. 입을 닫으면 아래턱에서 턱이 튀어나온 부분이 동그랗게 된다.

후비루증후군과
김씨녹용영동탕

일반적으로 기침은 기관지가 나쁘거나 폐 이상으로 발생합니다. 하지만 감기 이후 10일 이상 기침이 계속될 땐 후비루증후군를 의심할 필요가 있습니다.

후비루증후군은 코와 목에서 분비하는 점액이 밖으로 나오지 않고 인두에 고이거나 목으로 넘어가는 느낌의 증상을 말합니다. 점액이 목 뒤로 계속 넘어가면 불편하고 이물감이 생깁니다. 이 때문에 계속 헛기침이 생기고 뱉어내려고 애씁니다. 증상이 심하면 목이 아픈 인후통이 동반되고 목의 통증으로 인해 호흡도 많이 불편해집니다.

보통 감기, 호르몬 분비 변화, 추운 날씨 등으로 점액이 너무 많이 분비 되거나 알레르기, 비강염증, 낮은 습도 등으로 그 점도가

진해질 때 발생합니다.

또 위식도 역류 등으로 인해 연하장애가 생긴 경우에도 나타날 수 있습니다. 특히 잠자는 동안에는 연하작용의 빈도가 줄어들기 때문에 점액이 인두에 고일 수 있습니다.

감기나 비염, 축농증을 고질적으로 앓고 있는 알레르기 체질의 사람은 만성기침과 이물감이 더 심해질 수밖에 없습니다.

원래 코의 점막 등에서 분비된 점액은 비강을 적시면서 이물질을 정화시키는 작용과 비강을 촉촉하게 유지시키면서 이물질이 기도나 폐로 들어가는 것을 막는 작용을 합니다.

하지만 이 코의 점액이 지나치게 많아지고 끈끈해지면서, 코로 나오지 않고 뒤쪽인 목으로 흘러 인두 등을 자극하면서 기침을 하게 됩니다.

후비루증후군은 원인을 찾아 치료하는 것이 중요하므로, 알레르기 비염 환자의 경우 비염을 치료하면 자연히 호전되게 됩니다. 치료와 더불어 비강세척을 해주면 호전에 도움이 되는데, 식염수를 이용하여 하루 2~4회 비강을 세척하면 증상이 개선되는 효과를 볼 수 있습니다. 또한 감기가 걸리면 증상이 악화될 수 있으므로 손씻기와 양치 같은 개인위생을 철저히 하고 급격한 온도변화에 주의하고 옷차림에 신경쓰는 것이 좋습니다.

냉증 알레르기 치료법 김씨녹용영동탕

① 김씨녹용영동탕

* 호흡기 치료의 대표적인 처방인 '소청룡탕'이 바탕
* 기관지 염증을 가라앉히는 신이화·금은화 등의 한약재 추가
* 망가진 폐포를 재생시키는 녹용·녹각교 등 귀한 약재 병합

김씨녹용영동탕은 코·호흡기 치료에 효과적인 소청룡탕(小靑龍湯)을 기본으로, 신이화·금은화·홍화자·녹용·녹각교 등 35가지 약재를 추가한 한약입니다.

소청룡탕은 마황, 계지 등 8가지 약재로 구성되는데 땀과 소변을 통해 수독을 배출시키는 것이 그 원리입니다. 소청룡탕에 들어가는 한약재 마황은 가래를 삭히고 기관지 확장을 도와주는 에페드린 성분을 함유하고 있습니다. 이것은 기침을 멎게 하고 천식 발작을 억누르는 작용이 있으며, 그 외에도 콧물과 재채기, 코막힘을 없애주는 효과도 함께 볼 수 있습니다.

'상한론'에 따르면 "재채기를 하거나 콧물이 나오고 기침을 하는 등의 증상을 보일 때는 소청룡탕을 먹으면 좋다"고 쓰여 있습니다. 찬 공기를 쐬어 춥고 열이 있는 증상이 계속되거나 수분 신진대사가 잘 안 돼 불필요하게 몸에 수분이 쌓여있어 콧물이 많이 생기는 사람에게 효과가 있다는 것입니다. 같은 저자가 쓴 또 다른 의학서 '금궤요략'에도 소청룡탕에 대해 언급한 부분이 있습니다. "물

이 코에서 넘쳐흐르는 듯한 환자는 대개 땀을 흘리게 하는 것이 좋다. 이를 위해 소청룡탕을 쓴다"고 적혀 있습니다.

실제로 임상 결과에 따르면 비염 환자에서 소청룡탕 투약 4주 만에 15%, 12주경에 40%, 20주째에는 72%까지 증상을 호전시키거나 또는 완치된 것으로 밝혀져 있습니다.

폐포 재생 성분이 주로 들어 간 김씨녹용영동탕

김씨녹용영동탕은 이렇듯 효과 좋은 소청룡탕을 바탕으로 기관지 염증을 가라앉히는 신이화, 금은화 등의 본초와 망가진 기관지 세포를 재생시키는 녹용, 녹각교 등의 귀한 약재가 추가되어 있습니다.

신이화에는 모세혈관 확장 작용, 항염증 작용, 진정 작용이 있어 코막힘, 축농증을 치료하는 데 사용되는 대표적인 약재입니다. 콧물이 흐르며 냄새를 맡지 못하는 증상, 두통, 집중력이 떨어지는 증상에 효과가 있는 것으로 보고되어 있습니다. 금은화 역시 항염증 작용, 항바이러스 작용, 항균 활성에 뛰어난 약재로 알려져 있습니다. 알레르기 비염 역시 염증반응에 의해 발생되므로 비염을 금은화는 비염 치료에 도움이 됩니다.

특히 판토크린 성분이 함유된 녹용은 기관지·폐 등 호흡기 면역력 증강, 호흡기 세포 재생 효과를 보여서 기관지 질환을 치료하고 기능을 개선하는 데 뛰어납니다.

증상이 심한 경우는 김씨녹용영동탕을 1년 정도 복용하면 치료되고 증상이 사라져도 6개월 이상 더 복용하면 근본적인 치료에 도움이 됩니다.

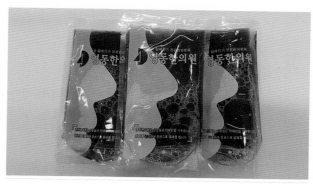

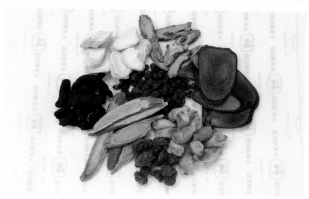

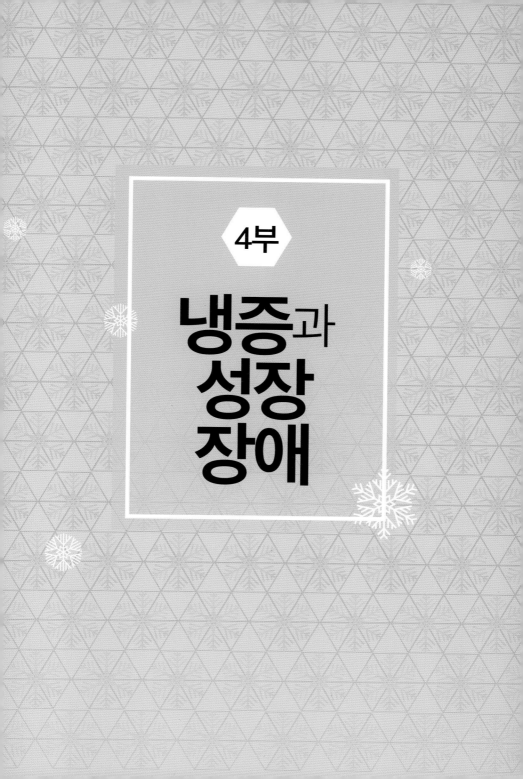

4부

냉증과 성장 장애

❄ ❄ ❄

우리 아이 키 안 크는 것도
소아냉증 때문인가요

부모들의 자녀에 대한 관심사 중에서 키가 얼만큼 클 것인가는 매우 중요한 우선 순위에 들어갑니다. 그래서 부모 키에 비추어 얼마나 클 것인가 예상도 해보고 병원에서 성장판을 검사하기도 합니다. 키 크는 한약이나 영양제를 먹이기도 합니다.

앞에서 여러 차례 강조한 것처럼 한의학에서는 알레르기 비염의 원인을 수독(水毒)으로 봅니다. 체내 물의 흐름이 원활하지 않으면 몸이 차가워져서 수독이 쌓이고 콧물·코막힘·아토피 증상으로 나타납니다. 냉증이 있는 소아에서는 알레르기가 발생하기 쉬운 것이 이러한 이유입니다. 그런데 소아(어린아이)에게 나타나는 소아냉증으로 인한 알레르기 비염이 성장과도 관련이 있다고 하면 대부분의 부모님들은 고개를 갸우뚱 거립니다.

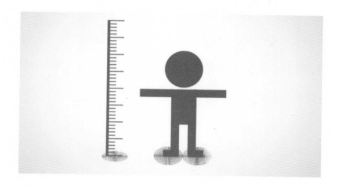

'소아 알레르기 비염'과 성장장애의 연관성

아이들에게 알레르기 비염이 있으면 코 증상뿐 아니라 성장에도 부정적으로 작용합니다.

알레르기 비염이 있는 아이는 코 막힘 때문에 코 호흡이 힘듭니다. 콧속 점막에 염증이 있어서 부어 있고, 코로 숨 쉬기 불편해서 입 호흡을 합니다.

이처럼 숨 쉬기가 불편해지면 집중력이 떨어져서 학습 능률이 낮아집니다. 또 숙면을 취하지 못해 낮에 짜증이 증가할 수 있습니다. 특히 수면에 방해를 받기 때문에 성장호르몬 분비에 영향을 줘서 키가 더 자라지 못할 수 있습니다.

아이가 입으로 숨 쉬는 기간이 길어지면 턱과 입도 비정상적으로 튀어 나옵니다 치열이 고르지 못한 부정교합으로 이어질 수 있는 것입니다.

아울러 코가 막혀 있으면 냄새를 잘 맡지 못해서 입맛과 식사량이 줄어서 영양상태가 불균형해져서 역시 성장에 부정적입니다. 알레르기 비염이 있는 아이 중 허약 체질이 많은 이유입니다. 때문에 소아 알레르기 비염은 미루지 말고 진단·치료 받는 것이 중요합니다.

어린이 코 알레르기 치료 늦어지면

코 알레르기 질환을 방치하면 성장장애 뿐만 아니라 △학습장애 △치아·안면 이상 △정서불안 등 성격 장애 △천식·축농증 등 만성질환을 일으키거나 악화할 확률이 커집니다.

이 때문에 소아 코 알레르기는 반드시 제때 적절한 방법으로 치료 받아야 하며, 그 이유에 대해 자세히 살펴보겠습니다. 이 부분은 부모님들이 미리 잘 알아 나중에 후회하는 일을 만들지 말아야 할 것입니다. 방치시 아이들은 크게 3가지가 변화될 수 있습니다.

① 얼굴 모양 변화

소아 코 알레르기가 장기간 지속하면 아이들은 코로 숨을 쉬는 '비강 호흡'을 못 하고 입으로 숨을 쉬는 '구강 호흡'을 합니다.

이 영향으로 성장하면서 점차 턱과 입이 비정상적으로 튀어나오게 됩니다. 또 치열이 고르지 못하고, 들쭉날쭉 나온 치아 때문에 얼굴형이 이상하게 변형됩니다.

② 만성 축농증 동반

알레르기 비염을 제때 치료 받지 못하면 만성 축농증까지 동반할 수 있습니다. 알레르기 비염이 오래되면 염증이 코 주위에 있는 부비동까지 퍼집니다. 결국 고름이 생겨서 축적되며 만성 축농증을 부릅니다.

축농증이 있는 어린이는 코의 농이 목으로 넘어가서 기관지를 자극하고 만성 기침을 달고 삽니다. 또 만성 기침은 천식으로 진행할 수도 있습니다. 고질적인 천식이 되면 치료도 어렵고, 아이의 일상생활이 힘들어집니다.

이렇게 축농증이 계속되면 아래와 같은 건강의 도미노 현상이 일어납니다.

※ 알레르기 비염의 건강 악화 도미노 현상

* STEP1. 알레르기 비염 장기간 지속
* STEP2. 염증이 코 주위에 있는 부비동까지 악화
* STEP3. 고름(농)이 생겨 축적되며 만성 축농증 발생
* STEP4. 코의 농이 목으로 넘어가서 기관지 자극
* STEP5. 만성 기침 발생 및 천식 진행 가능성 증가

③ 학습 저하 & 정서 불안

코 알레르기가 있는 아이는 집중력과 기억력이 떨어집니다. 공부하는데 몰두해야 하는 수험생이나 학생들은 이 때문에 학교 공

부에 지장을 받고, 성적이 낮아질 수 있습니다.

아울러 정서도 불안할 수 있습니다. 평소 콧물·코막힘·재채기를 자주 하면서 주위가 산만해지고, 침착하지 못한 행동이 이어집니다. 이 때문에 아이는 보호자의 꾸중을 자주 듣고, 반항적인 성격을 보이기도 합니다.

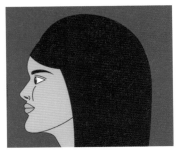

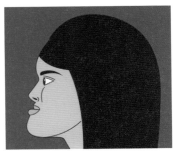

소아 비염, 축농증의 *3가지 유형* 진단과 치료

부모의 걱정거리인 자녀의 코 알레르기로 인한 축농증 등 여러 질환이 발병해 길어지면 그러려니 하고 치료를 받지 않거나 더 크면 저절로 나아지겠지 하고 방치하는 경우도 많습니다. 그러나 이 소아 코질환은 그냥 놔두면 결코 안됩니다.

한의학에서는 일단 코 알레르기의 원인을 크게 세 가지로 생각합니다. 아래에서 그 세가지 유형에 대해 살펴보겠습니다.

① 폐의 기가 허한 유형

첫째로 폐의 기가 허해서 바람과 찬 기운이 신체에 들어왔을 때 폐의 기 발산 능력이 떨어지면서 코에 장애가 나타나는 유형입니다.

이 경우 주요 증상으로 코가 몹시 가렵고, 콧물이 증가하며, 재채기가 연달아서 납니다. 아울러 후각이 둔해지고, 코 점막도 많이 붓습니다. 한의학에선 폐의 기운을 덥게 보하고, 바람과 찬 기운을 몰아내고 흐트러뜨려 치료합니다.

② 폐와 비장의 기가 허한 유형

둘째로 폐와 비장의 기가 허해서 노폐물이 오랫동안 코에 쌓여 발병하는 경우입니다. 주요 증상은 코가 막히고 답답하며, 콧물은 말갛거나 끈적거리고 흰 것이 특징입니다. 이 경우 역시 후각이 떨어지고, 코 점막이 창백하거나 부어오릅니다. 온몸이 나른하고 어지럼증도 느낍니다. 숨이 차거나 뭘 먹어도 소화가 잘 되지 않습니다. 이 때는 비장을 튼튼하게 하고, 기를 돋우며, 폐를 보하는 치료를 합니다.

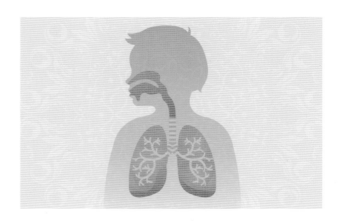

③ 신장의 기가 허한 유형

셋째는 만성 알레르기 비염 환자에게 흔한 유형으로, 신장의 기운이 허한 상태입니다. 신장의 기운이 부족하고 폐가 따뜻한 기운을 잃어버렸을 때 나타납니다. 이 유형은 폐와 신장을 따뜻하게 보해서 치료합니다.

비염, 성장 복합치료-김씨영동탕 YD성장원

한방에선 알레르기 비염 환자를 나이·체질 등을 고려해서 맞춤형으로 치료합니다. 특히 알레르기 비염처럼 키 성장에 악영향을 끼치는 요소를 없애고 키가 자랄 수 있는 토양(체질)을 만들어 주는 것이 한방 치료의 핵심입니다.

아이들의 알레르기 비염에는 우선 항민고를 처방합니다. 항민고는 갈근·신이·초용담 등 약재를 가감한 연고입니다. 면봉에 묻혀서 1일 2~3회 정도 바릅니다. 또한 환자의 특성에 맞추어 면역력을 높일 수 있는 'YD면역', 또는 성장이 더딘 경우 '녹용성장탕' 한약을 처방합니다.

현대의학에서 여러 약을 함께 쓰는 복합 요법을 사용하듯이, 영동한의원의 '김씨영동탕'도 다양한 한약재를 사용해서 비염, 천식, 성장을 동시에 치료합니다. '김씨영동탕'은 소청룡탕과 소건중탕에 녹용, 녹각교 등 35가지 약재로 만들어서 비염과 성장을 동시에 잡는 우수한 치료법으로 평가받고 있습니다.

한방 약재가 비염 증상완화와 성장에 도움

김씨영동탕은 알레르기 비염이 있으면서 잘 안 크는 아이에게 처방합니다. 한방에서는 알레르기 비염의 원인을 체내 물의 흐름이 원활하지 않으면 몸이 차가워져서 독이 쌓이고 콧물, 코막힘, 아토피 증상으로 나타난다고 봅니다.

율무 같은 한약재는 성장판 연골에 찬 수독을 빼주는 기능을 합니다. 금은화·신이화 같은 약재는 염증을 가라앉히고, 오한·발열이나 전신 통증을 치료하는데 효과적으로 작용합니다. 특히 녹용은 폐포를 재생하고 성장판을 자극해서 아이의 비염 증상 완화와 동시에 성장·발육에 효과적입니다.

비염에 따른 성장 문제를 잡기 위해선 'YD1104' 성장원의 처방을 병행할 수 있습니다. 'YD1104' 성장원은 조혈작용을 활발하게 하는 판토크린 성분이 풍부한 녹각·녹용에 홍화씨, 속단, 토사자, 우슬 등의 한약재를 배합해 아이들이 먹기 쉽게 만든 짜먹는 한약입니다.

대만 국제동양의학회서 치료논문 호평

홍화씨는 아이들의 뼈를 튼튼하게 하며, 속단은 성장판 속 연골세포의 분열 활동을 촉진하는 작용을 합니다. 또 토사자는 근육을 강하고 탄력 있게 만들고, 뼈를 보강하는 데 도움이 됩니다. 뼈가 잘 자라지 않아서 키가 작은 아이에게 효과적입니다.

대만에서 열린 제 17회 국제동양의학회(ICOM)에서 발표한 「YD1104 성장원이 어린이와 학생들의 키 성장에 주는 효과」라는 논문의 연구결과, 'YD1104' 성장원은 특히 골수기능을 튼튼하게 하는 효과가 탁월한 것으로 나타났습니다.

골수기능의 증진을 바탕으로 골밀도가 증가해 뼈가 튼튼해지고 키도 잘 자라게 돕습니다. 실제 1년에 3~4cm 정도 밖에 안 크던 아이들에게 'YD1104' 성장원을 꾸준히 복용하자 키가 연평균 10cm씩 자라는 변화를 보였으며, 심지어 20대 초반의 청년의 닫힌 성장판을 자극해 최종 키를 3~5cm 정도 더 키우는 효과를 발휘하기도 했습니다.

잦은 아이 감기,
면역력을 키워라

면역 체계가 충분히 성숙되지 않은 아이들은 잦은 감기, 비염, 장염 등으로 자주 병원을 찾습니다. 아이들은 성인과 다르게 이관이 넓고, 곧아서 가벼운 감기도 쉽게 중이염으로 이어집니다. 또 콧물 배출도 잘 되지 않아서 부비동염(축농증)도 쉽게 발생합니다.

가벼운 발열·기침·콧물을 동반하는 약한 바이러스 감기는 대개 항생제 없이 해열제 등으로 쉽게 개선됩니다. 하지만 증상이 악화해서 중이염·편도염 같은 세균성 질환이 합병될 경우 조기에 항생제를 처방해서 치료해야 합니다.

하지만 면역력이 떨어지고 체력이 약한 아이들은 항생제를 복용한 후 △설사 △피부 발진 △두드러기 같은 부작용이 많이 나타납니다. 또 최근에는 영·유아의 항생제 투여가 소아 비만·당뇨병 등의 위험을 높인다는 연구결과가 발표되고 있어서 꼭 필요한 경우를 제외하고는 항생제 오남용을 유의해야 합니다.

우리 아이 잦은 감기와 항생제 복용

성인은 1년에 평균 3~4회 감기를 앓는데 반해 유·소아는 6~8회, 많게는 12회까지 바이러스 감기를 앓는 것으로 보고됩니다. 또 한 번 감기에 걸리면 2주 이상 증상이 지속하는 경우가 많습니다.

때문에 부모들은 아이가 감기에 걸릴 때마다 항생제를 복용하는 것에 대한 걱정이 많습니다. 아이의 감기 증상이 △중이염 △부비동염 △편도염 △다른 세균성 질환으로 이어진다면 항생제를 복용해야 합니다. 하지만 꼭 필요한 경우가 아니면 항생제 복용을 줄이고, 평소 건강 관리와 면역력 증진에 힘쓰는 것이 아이 건강에 좋습니다.

잦은 감기와 비염·축농증·중이염 등을 앓는 아이들은 대게 면역력이 낮고 알레르기 체질인 경우가 많습니다. 알레르기 탓에 늘 맑은 콧물을 흘리는 아이들은 염증이 계속 고여서 쉽게 축농증·중이염 등으로 악화하는 것입니다.

이 같은 경우 가벼운 비염과 감기는 빨리 회복할 수 있는 몸 상태를 만들어서 폐렴·기관지염·중이염 등 다른 염증 질환으로 넘어가지 않도록 막는 치료를 시행해야 합니다.

특히 항생제를 복용할 때 마다 장내 유익균까지 영향을 받아서 쉽게 설사를 하는 아이들은 비위를 튼튼하게 만들어 장 건강을 키워야 합니다.

감기 증상이 악화해서 항생제 처방 필요한 경우

* 중이염
* 부비동염
* 편도염
* 다른 세균성 질환

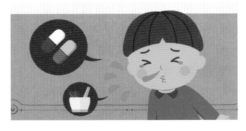

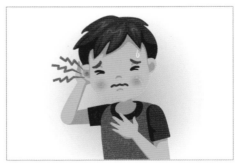

잦은 감기로 축농증 유발하는 단체생활증후군

여러 아이들이 함께 어울리며 호흡하는 어린이집이나 유치원 등에선 면역력이 미성숙한 유소아들끼리 서로 감기를 옮기는 사례가 많습니다.

이렇게 옮은 감기가 나았다가 다시 앓는 과정을 거듭하면 어느새 축농증이 만성화됩니다. 때문에 감기 증상이 나타나는 즉시 주의 깊게 아이들을 살피고, 적절한 치료와 관리를 받아야 합니다.

잦은 감기, 면역력을 키워야 증상 개선

봄철 환절기를 비롯해서 감기를 달고 사는 아이들이 있습니다. 어린이 감기는 단순히 감기에 그치지 않습니다. 중이염으로 이어져서 청각 기능에도 악영향을 줄 수 있습니다.

앞에서도 강조했지만 증상이 심해지면 비염이나 폐렴으로도 악화할 수 있어서 예방하거나 잘 치료하는 것이 중요합니다. 허약 체질이어서 유독 감기에 잘 걸리는 아이들은 양(陽)의 기운을 키워서 면역력을 높여주면 감기와 멀어질 수 있습니다. 감기와 함께 동반하는 복통 등 다른 증상 개선에도 도움이 됩니다.

양(陽)의 기(氣) 강화는 소건중탕(小建中湯)

허약 체질 아이의 양(陽)의 기(氣)를 강화하는 데는 소건중탕(小建中湯)이 가장 좋습니다. 소건중탕은 어린이를 위해 만들어진 처방이라고 해도 지나치지 않습니다. 병치레를 많이 하는 아이에게 도움이 되는 한방 치료약입니다.

소건중탕에서 '건중'은 인간의 한가운데, 즉 위장을 중심으로 하는 내장을 건강하게 한다는 뜻입니다. 한 가지 더 중요한 것은 소건중탕 처방에 계지탕(桂枝湯)이 포함된다는 것입니다.

계지탕은 감기에 걸리는 것을 예방하고, 피부를 강하게 하는 작용이 있습니다. 아울러 기(氣)의 기능, 특히 그 중에서도 본래 우리 신체에 갖추어져 있는 양(陽)의 기를 강화하는 작용을 합니다.

감기 이외에 복통 등 다양한 위장 증상도 개선

소건중탕은 작약감초탕(芍藥甘草湯)과 계지탕을 잘 혼합해서 만들었기 때문에 복통 등 위장의 여러 가지 증상을 개선하는데도 효과적입니다.

아울러 피부 기능을 강화하고 감기를 예방하는 작용을 합니다. 때문에 한방에선 '허약=소건중탕'이라는 공식이 성립될 정도로 허약 체질 아이를 위한 처방으로 널리 알려져 있습니다.

소건중탕 효과와 관련 일본 후쿠시마현의 젊은 엄마로부터 편지를 받은 적이 있습니다. 여성잡지에 '허약한 아이의 한방 치료'라는 제목으로 기고한 칼럼을 보고 연락을 해온 것입니다.

일본 여성의 편지받고 처방, 치료돼 보람

이 여성의 여섯 살 된 아들이 뇌전증(간질) 때문에 경련약을 복용했지만 부작용이 걱정되고, 아이가 마른데다가 식사량도 적어서 가끔 복통을 반복한다고 했습니다. 아울러 감기도 잘 걸리는 허약 체질이었습니다.

이 여성은 항알레르기제와 한방약을 병용하면 아들의 증상 개선에 도움이 될 것 같아서 연락을 한 것이었습니다.

이 여성과 세 번 정도 편지를 주고받았을 때 아들의 일본 주치의가 한방약 복용을 이해를 하지 않는다고 했습니다. 하지만 이 여성은 영동한의원에서 권한 소건중탕을 아들에게 복용시켰습니다.

다행히 마지막 편지에는 다음과 같은 내용이 담겨 있었습니다. "아들이 소건중탕을 먹은 지 반달이 지났습니다. 식사를 재촉한 적이 없는 아이가 밥을 빨리 달라고 합니다."

입(口)호흡과
성장장애

알레르기 비염은 코로 숨 쉬기가 힘들어져서 입 호흡을 하게 만듭니다. 이 같은 상황이 지속하면 신체에 세균·바이러스 침투가 증가해서 각종 감염 질환 위험이 높아집니다. 또한 입 호흡을 지속하게 되면 턱과 입이 비정상적으로 튀어나오고 치열이 고르지 못하게 될 가능성이 높아집니다.

아이가 오랫동안 입호흡을 한다면?

입으로 호흡을 하면 코로 숨을 쉴 때 보다 체내에 들어오는 산소 양이 더 적어집니다. 그 결과 뇌에 공급되는 산소 양도 줄어서 집중력이 떨어지고, 산만해지며, 밤에 잘 때 잠에서 자주 깹니다. 숨쉬기가 불편해지면 집중력이 떨어져서 학습 능률이 낮아집니다. 또 숙면을 취하지 못해서 낮에 짜증이 증가할 수 있습니다. 특히 수면에 방해를 받기 때문에 성장호르몬 분비에 영향을 줘서 키가 자라는데도 부정적으로 작용할 수 있습니다.

아이가 입으로 숨 쉬는 기간이 길어지면 턱과 입도 비정상적으로 튀어 나옵니다. 치열이 고르지 못한 부정교합으로 이어질 수 있는 것입니다.

아울러 코가 막혀 있으면 냄새를 잘 맡지 못해서 입맛과 식사량이 줄어서 영양상태가 불균형해져서 역시 성장에 부정적입니다. 또 코에서 걸러지는 외부 이물질들이 입을 통해 그대로 몸속으로 들어가서 감염 질환에도 취약해집니다.

아토피 피부염도 유발, 장기적으로 치료해야

입 호흡은 면역력도 떨어뜨려서 알레르기 질환을 일으키기 쉽습니다. 특히 아토피 피부염은 입 호흡으로 악화되기도 합니다.

아토피 피부염은 비염처럼 치료를 위해 장기전을 요구하는 질환 중 하나입니다. 체질에 따라 차이가 있지만 완치되기까지 계속되는 심한 가려움증 때문에 아이의 성격장애까지 일으킵니다.

특히 유전적인 경향이 강해서 태열이 있는 아이에게 많이 나타납니다. 재발도 잦고, 알레르기 체질을 가진 사람들에게 자주 발병합니다.

이런 이유로 외부 자극을 받아 체내에 쌓여있던 내부 열기가 피부로 올라오면서 만성적인 가려움증, 진물 같은 증상이 나타납니다.

심한 가려움증 및 습진이 생기면 잠도 잘 못자고, 신경이 예민해지며, 아이들은 두 손으로 얼굴을 가리며 남의 눈을 피하려고 합니다.

그래서 이번에는 소아 알레르기와 비염, 이 두가지 증상을 개선하는 '성장 침'에 대해 알아보도록 하겠습니다.

소아 알레르기 비염 개선하는 '성장 침'

한의학에선 소아 알레르기 비염을 개선해서 발육에 도움을 주는 '성장 침'을 적용합니다. 성장 침을 자침하는 대표적인 혈자리는 △영향혈 △인당혈 △혈해혈 △양구혈 등이 있습니다.

우선 영향혈은 향기를 받아들인다는 혈자리명을 가진 코 주위 경혈입니다. 코 주위 순환과 공기 소통을 도와서 코 점막의 염증을 개선합니다.

인당혈은 양쪽 눈썹 사이 미간의 정중앙에 위치한 혈자리입니다. 알레르기 비염에 따른 코막힘, 콧물, 가려움, 코 점막 부종 같은 증상을 완화하는데 좋습니다. 검지 또는 엄지를 이용해 해당 부위를 지그시 누르면 됩니다.

아울러 인당혈은 마음을 편안하게 하는 효과도 있습니다. 불면·우울·불안 같은 증상을 개선하는데 도움을 줍니다.

무릎 관절 주변에 있는 혈해혈과 양구혈은 성장판을 자극합니다. 전기침을 이용해 자극 강도를 조절할 수 있습니다. 소화기관인 비위 경락에 속한 혈위이기도 해서 소화기능을 원활하게 합니다.

이외에 뜸·추나 요법이 아이 성장에 도움을 줄 수 있습니다. 복부 뜸은 소화기능을 강화시켜서 영양소의 충분한 흡수와 전신 순환을 유도합니다. 성장과 관련된 뜸 자리는 천추·중완·상완·하완이 있습니다.

소아 성장 마사지

아이를 둔 부모들의 공통적인 걱정거리는 '건강하게 잘 성장하는 것'입니다. 하지만 성장호르몬·성장판 등 질병적으로 별 문제가 없어도 △수면 문제 △과체중 △운동 부족 △영양 상태 등 다양한 요인이 아이의 성장에 영향을 줍니다.

특히 잘 먹어도 소화기 계통이 약해서 신진대사가 원활치 않으면 성장의 발목을 잡을 수 있습니다. 이처럼 소화기 계통이 약해서 성장에 부정적인 영향을 줄 수 있는 아이에게 도움이 되는 마사지 요법 3가지가 있습니다. △날척 △마복 △유족삼리 요법입니다.

이 방법들은 한의학적 치료법 중 하나인 추나요법(手技療法)의 한 종류입니다. 추나요법은 한의사가 손 또는 신체의 일부분을 이용해서 몸에 자극을 가해 구조적·기능적 문제를 치료하는 한방 수기요법(手技療法)입니다.

다음에 소개하는 하는 3가지 마사지 요법은 아이의 정기를 왕성하게 하고, 신진대사를 촉진하는 효과가 있습니다. 고른 영양 섭취, 충분한 수면, 적절한 운동과 함께 마사지를 자주 해주면 아이 성장에 도움이 될 수 있습니다.

① 날척(捏脊) 요법

날척(捏脊) 요법은 쉽게 설명하면 척추를 따라서 양옆을 주무르는 것입니다. 척추 양쪽에 위치한 배수혈(背腧穴)을 자극해서 성장하는 아이들의 장부 기능을 활성화시킵니다. 배수혈은 등에 있는 혈로, 오장육부의 경기(經氣)가 등에 주입되는 곳이라는 뜻에서 붙여진 이름입니다.

* 아이를 엎드리게 한다
* 엄지·검지·중지를 이용해서 척추 양옆 피부를 살짝 잡아당기며 위로 올라간다
* 등 부분을 아래에서 위로 집어주는 느낌으로 한다
* 3-5회 시행한다

② 마복(摩腹) 요법

마복(摩腹)은 손바닥으로 배를 문지르는 방법입니다. 문지를 마(摩)와 배 복(腹)자를 씁니다. 마복 요법으로 아이의 소화기능을 개선할 수 있습니다.

* 손바닥 또는 손가락 네 개를 이용한다
* 시계방향으로 배를 문질러 준다
* 20~100회 시행한다

③ 유족삼리(揉足三里) 요법

족삼리혈은 무릎 바깥쪽 아래 모서리에서 8~9cm 밑에 있는 부위입니다. (성인기준, 아이의 신장에 따라 위치는 다를 수 있습니다) 무릎 아래 부위가 끝나는 지점에서 아이 손으로 엄지손가락을 **뺀** 손가락 네 개 정도 넓이 떨어진 곳입니다. 족삼리혈을 자극하는 유족삼리 는 기운을 아래로 내리고, 상·하체 기를 원활하게 해서 성장 및 혈 액순환 개선에 도움이 됩니다.

* 엄지손가락 끝으로 족삼리혈을 누르거나 문지른다
* 한 번 하면 20~100회 시행한다

❄ ❄ ❄

코 호흡을
도와주는 보조기

앞에서 코호흡이 얼마나 중요한지 살펴보았고 침술 치료와 마사지 치료에 대해서 기술했습니다. 코호흡의 중요성을 일찍부터 인정한 일본 니시하라 병원은 코 호흡을 바르게 하는데 도움을 주는 보조 기구를 개발, 성장기에 있는 아이들과 성인들에게도 보급해 왔습니다.

이에 호흡기 질환을 특화시켜 진료하는 영동한의원 김남선 원장(한의학 박사)은 이 일본 니시하라병원과 해외협력 의료기관으로 지정해 이 코 호흡 보조기구를 한국에서도 판매하고 있습니다.

코 호흡 보조기구는 크게 △코에 넣는 '노즈 리프트' △입에 붙이는 '입술 테이프' △구강 마사지기 '슬림 볼' △치아에 끼우는 '브레스 트레이너' 등 4종류입니다.

이 보조기구들을 사용하면 코 호흡이 자연스러워지면 잠을 깊게 자고, 몸 상태가 좋아지는 것을 느낄 수 있습니다.

18K 금으로 제작한 코에 넣는 '노즈 리프트'

노즈리프트는 유체역학의 푸아죄유의 법칙을 기반으로 개발됐습니다. 푸아죄유의 법칙은 관 속에 흐르는 기체나 액체의 양은 관의 반지름의 4제곱에 비례한다는 이론입니다.

노즈 리프트는 18K 금으로 만들어서 재질이 부드럽고 유연합니다. 때문에 혼자서도 노즈 리프트의 높이를 조절해서 본인의 코에 맞게 착용할 수 있습니다.

노즈 리프트를 사용하면 코를 높이고, 콧구멍이 넓어집니다. 즉 콧구멍 속의 용적을 늘려서 공기가 쉽게 통하고, 흐름이 원활하도록 돕습니다.

콧속으로 공기 흐름이 원활해지면 코의 점막이 활성화돼서 혈의 흐름이 좋아지고, 전신 호르몬이 활발해집니다.

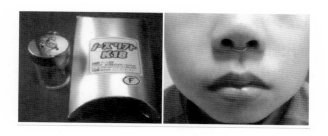

입에 간단히 붙이는 '입술 테이프'

　종이로 만든 입술 테이프는 입이 열리지 않도록 돕는 효과적인 보조기구입니다. 잠 잘 때 입술에 붙이면 입 호흡 습관을 고치는데 도움이 됩니다.

　입술 테이프는 수면 중에 입을 막는 것입니다. 때문에 입술 테이프를 붙일 대상이 코 호흡을 하고 있는지 반드시 확인한 후 사용해야 합니다.

　갑자기 입술에 테이프를 붙이고 자면 수면 중 호흡이 힘들거나 불편할 수 있습니다. 그래서 연습이 필요합니다. 깨어 있을 때 몇 번씩 연습을 하고, 입을 닫고 있어도 힘들지 않을 정도로 익숙해져야 합니다.

　입술 테이프를 붙인 후 불편하거나 숨쉬기 힘들 땐 바로 뗄 수 있도록 해야 합니다. 아울러 기침을 하는 경우에도 바로 떼어야 합니다. 잘못하면 고막을 다칠 수 있습니다.

　집에서 종이로 만든 입술 테이프보다 접착력이 강한 테이프를 사용하거나 큰 테이프로 입 전체를 덮는 것은 숨을 못 쉴 수도 있어서 피해야 합니다.

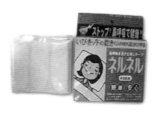 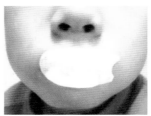

입술 테이프의 특징

* 피부에 자극이 없다
* 간단히 사용할 수 있다
* 적당한 접착력이어서 안전하다

구강 마사지로 다양한 치료 효과 보이는 '슬림 볼'

'슬림 볼'은 트레이닝의 반복으로 구륜절·표정근 등 입 주변 근육이 단련되고, 구강 기능이 활성화돼 미용과 건강을 함께 촉진하는 장치입니다.

특히 입 호흡을 코 호흡으로 바꿀 수 있게 교정해서, 코골이·수면무호흡증을 개선합니다. 또 치과 교정 후 상태를 유지하는데도 도움이 됩니다.

아울러 입꼬리를 올려 주고, 균형 잡힌 작은 얼굴 라인을 만드는데 좋습니다. 침 분비도 촉진해서 입 속 살균 작용 기능을 키웁니다. 이런 효과로 치주병 및 입 냄새를 예방합니다.

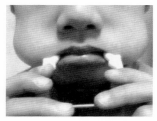
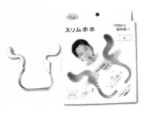

슬림 볼 활용한 얼굴 표정근 트레이닝법

① 조여진 입매에 볼을 좁게 하는 트레이닝(상부, 중앙부)

양 볼을 의식적으로 좁게 한 후 볼 상부부터 입매, 목덜미에 걸쳐서 진행

② 당기는 트레이닝

외부에서 당겨주는 움직임에 대항해서 입을 닫으려는 원리를 이용해서 구강 기능 향상

③ 볼을 잡고 늘리는 스트레칭(상부, 하부)

양손 힘의 가감으로 볼이나 잇몸에 탄력을 주어서 혈액순환을 촉진하는 방법

치아에 끼워 뻐드렁니·코호흡 고치는 '브레스 트레이너'

'브레스 트레이너'는 치아에 끼워서 훈련하면 뻐드렁니와 코골이를 치료하는 코 호흡 장치입니다. 이 제품은 착용 후에도 무리 없이 입을 닫을 수 있어서 입 호흡을 코 호흡으로 바꾸는데 효과적입니다.

브레스 트레이너는 부드러운 실리콘 고무 필름으로 제작해서 호흡기 수액 분비를 촉진합니다. 또 이를 꽉 무는 것을 방지해서

혀를 보호하고 아래턱의 후퇴를 막아줍니다.

 이 같은 효과로 교합이 어긋나는 것을 막고, 이를 악물어서 치열에 악영향을 주는 나쁜 습관을 바로 잡을 수 있습니다. 얼굴의 비뚤어짐, 늘어짐, 주름도 개선합니다.

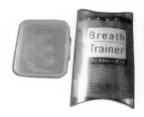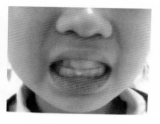

브레스 트레이너 사용 효과

* 입 호흡 습관 코 호흡으로 교정
* 코골이 및 수면 무호흡증 개선
* 뻐드렁니 교정
* 숙면 유도
* 수액 분비촉진
* 이갈이, 턱관절 질환, 잠꼬대 개선
* 얼굴의 비뚤어짐, 늘어짐, 주름 개선

브레스 트레이너 특징

* 입 안쪽에 부드럽게 스며드는 두께 1mm의 소프트 패드
* 위화감 없는 실리콘 고무 필름 사용
* 독특한 필름 구조로서 음압 효과 우수
* 수면 중에도 입을 닫은 채로 유지
* 거의 모든 이를 감싸서 피트 되는 주름구조
* 입속 불쾌감 해소

호흡기 질환에 좋은 천연 약재, 신이화차

겨울에서 봄으로 넘어가는 환절기에는 호흡기 질환에 많이 걸립니다. 봄이면 알레르기 비염 때문에 코가 막히고, 기관지가 답답한 증상이 이어질 수도 있습니다. 코·기관지 같은 호흡기가 막히거나 답답한 증상을 개선하는데 도움이 되는 천연 약재 식물이 있습니다. 바로 이른 봄에 만날 수 있는 '신이화(辛夷花)'입니다.

목련은 봄에 흐드러지게 폈다가 금방 시드는 대표적인 봄철 식물입니다. 목련이 꽃을 피우기 직전의 꽃봉오리를 한방에서 약재로 사용할 때 '신이화(辛夷花)'라고 부릅니다.

신이화의 특징은 한자에서 짐작할 수 있듯이 약간 매운 맛을 내는 따뜻한 성질을 갖고 있습니다. 특히 향이 진한 매운 성질의 신이화는 밖으로 퍼지는 특징을 보입니다.

때문에 신이화를 약재로 사용하면 신체 땀구멍을 열어서 가래·땀·소변 배출을 돕습니다. 신체 노폐물의 체외 배출을 도와서 호흡기 증상을 개선하는 것입니다.

이런 신이화는 알레르기 비염이나 축농증에 따른 막힌 코를 뚫어주고, 기관지·폐처럼 공기가 드나드는 길인 기도를 열어주는 효과가 있습니다.

신이화 차(茶) 만드는 방법

신이화는 꽃봉오리가 터지기 전에 따서 그늘에 말렸다가 사용합니다. 2월 중순 즈음부터 꽃봉오리가 손가락 한 마디 정도 됐을 때 따는 것이 좋습니다. 신이화 말린 것은 약재상이나 쇼핑몰에서도 구매할 수 있습니다.

① 신이화를 찬물로 세척한다
② 신이화 10~20g에 물 약 2리터(ℓ)를 넣고 달인다
③ 물이 끓으면 약한 불로 줄여서 30분 이상 더 끓인다
④ 신이화를 걷어 내고 우려낸 차를 보관해서 마신다

※ 꼭 기억하세요!
신이화 등 목련은 자궁근육을 수축하는 작용이 있어서 임신 중인 여성은 피해야 합니다.

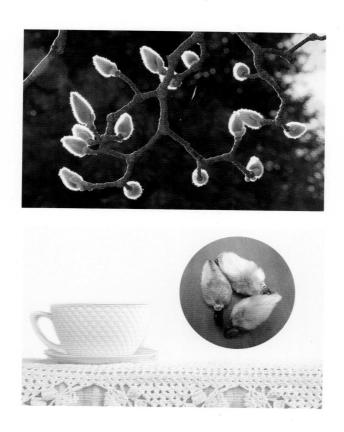

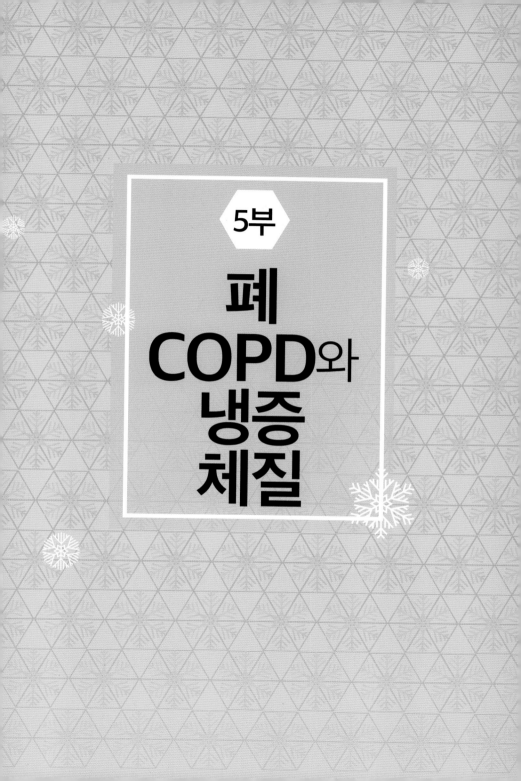

5부

폐
COPD와
냉증
체질

COPD가 어떤 질병인지 궁금해요?

최근 호흡기질환의 일환인 COPD란 병명을 많이 사용하기 시작하는데 아직 이 질병에 대해 모르는 사람이 훨씬 더 많습니다. 그동안 호흡기 질환을 폐질환이나 폐병으로 통칭해버려 세부적인 질병 이름을 사용하지 않았던 것입니다.

이 COPD는 영어 병명 'Chronic Obstructive Pulmonary Disease'의 앞글자를 따온 것으로 번역하면 '만성 폐쇄성 폐질환'입니다.

최근 보건위생 분야 국제기구인 세계보건기구(WHO)가 이 COPD를 5대 만성병으로 언급한 호흡기 질환이어서 더 관심을 받고 있습니다.

요즘 만성폐쇄성폐질환(COPD)에 대한 정보가 점차 늘어나고 있습니다. 사람들이 이 질환에 대해 조금씩 익숙해지고 있지만 이 폐 COPD가 얼마나 심각한지, 원인·증상·관리법은 무엇인지 잘 모르는 경우가 더 많습니다.

WHO가 폐 COPD를 주요 만성질환에 포함시킨 이유는 이 질환의 심각성 때문입니다. 폐 COPD에 걸리면 폐 기능이 서서히 떨어지고, 폐가 많이 손상되면 사망에도 이를 수 있는 치명적인 질환입니다. 폐 COPD는 세계 사망 원인 4위 질환이기도 합니다.

산소 교환 장치 폐포 손상되는 'COPD'

폐 COPD는 폐 속 산소 교환 장치인 폐포가 점차 망가져서 숨쉬기 어려워지는 만성 질환입니다. 서서히 악화하는 만성 질환이어서 초기에는 증상을 거의 못 느낍니다. 많은 환자가 병이 진행된 후 진단 받는 이유입니다.

COPD에 걸리면 폐에 염증이 지속하고, 호흡할 때 공기가 드나드는 통로인 기관지가 점차 좁아집니다. COPD는 폐가 해로운 입자나 가스에 지속적으로 노출되고, 축적하면 발병합니다. 오염된 공기에 노출되면 폐포가 손상되고 결국 회복하지 못합니다.

이 때문에 숨을 쉬어도 신체에 산소 공급이 제대로 이뤄지지 않습니다. 기관지에도 염증이 생겨서 점차 좁아지면서 악순환이 이어집니다. 폐 COPD 증상이 많이 악화하면 호흡장애와 호흡곤란으로 사망하기도 합니다.

늦게 발견하고 치료 소홀하면 사망 위험 높아져

많은 COPD 환자는 조기 발견을 놓칩니다. 병 초기에는 특별한 증상이 거의 없기 때문입니다. 증상이 나타나도 가래·기침처럼 감기와 비슷해서 대수롭지 않게 넘어가는 경우가 많습니다.

하지만 COPD를 늦게 발견하면 아무리 치료와 관리를 해도 폐가 과거처럼 건강하게 되돌아가지 않습니다. COPD 호흡장애 때문에 힘들게 살아가다가 결국 사망하는 이유입니다.

COPD 환자는 폐암이나 심장혈관 질환 위험도 높은 것으로 나타납니다. 이런 이유로 국내에선 매년 약 6000명 이상이 폐 COPD와 COPD에 따른 건강문제로 사망하는 것으로 추산됩니다.

COPD 병기는 크게 1~4기로 나눕니다. 영동한의원에서 수많은 사람들을 진료하면서 얻은 결론은 "1기에서 4기로 넘어가는데 10년 이상 걸리고, 초기에는 별다른 증상 없이 서서히 진행하기 때문에 대부분 2기에서 발견된다"는 사실입니다. 또 "폐 기능이 50% 이상 손상되기 전까지는 특별한 증상이 잘 나타나지 않는다"고 말할 수 있습니다.

COPD는 일단 증상이 시작되면 급속히 악화되고, 폐 기능을 다시 건강한 상태로 되돌리기 힘듭니다. 중증으로 심하게 악화되면 산소통을 사용하는 산소요법에 의지해야 숨을 쉴 수 있습니다. COPD를 4기에 발견하면 5년 이상 생존하는 환자가 10명 중 2~3명에 그칩니다.

주 발병 원인은 '흡연', 비연자도 20% 차지

만성 폐쇄성 폐질환(COPD)의 주요 발병 원인은 흡연입니다. 폐 COPD 환자의 발병 원인 약 90%가 흡연인 것으로 보고됩니다. 간접흡연도 COPD 발병에 영향을 미칩니다.

담배 속에 있는 수천 종의 미세한 유해물질이 폐포에 쌓이면서 병이 시작합니다. 손상된 폐포는 풍선처럼 점점 부풀다가 터지기도 합니다.

하루에 담배를 한 갑 이상, 10년 이상 피운 40세 이상이면 폐 COPD 위험군입니다. 하루에 반 갑을 피웠으면 20년 이상 피웠을 때 같은 조건이 됩니다.

그러나 비흡연자도 폐 COPD에서 자유로울 수 없습니다. 폐 COPD 환자의 20~30%는 전혀 담배를 피우지 않는 사람에게 발생하는 것으로 보고됩니다. 집 등 실내 먼지, 대기 오염, 알레르기 물질 등의 영향과 결핵·천식을 앓았던 경험도 폐 COPD와 관련 있기 때문입니다.

외부환경과 나이, 유전 영향도 커

이 질병은 또 △매연 △조리할 때 생기는 연기 △미세먼지 등 환경적인 요인들이 COPD 발병에 관여하는 것으로 보고됩니다. 석탄, 화학약품 같은 직업에 따른 분진 노출도 마찬가지입니다.

나이가 많아질수록 폐 COPD 환자가 증가하고, 유전적인 영향을 받기도 합니다. 천식이나 기도과민반응 같은 호흡기 질환자에서 COPD 발병률이 높다는 보고도 있습니다.

폐 COPD 탓에 한번 손상된 폐 기능은 다시 회복하기 힘듭니다. 폐 COPD 환자는 조금만 활동해도 숨이 찹니다. 때문에 일상생활 등 활동량이 급격히 줄면서 결국 폐 기능이 점점 더 떨어지는 악순환이 이어집니다.

이런 이유로 폐 COPD는 조기 진단을 통해 병이 악화되지 않게 꾸준히 치료를 받는 것이 중요합니다. 때문에 폐 COPD 의심 증상을 인지하고 있는 것이 필요합니다.

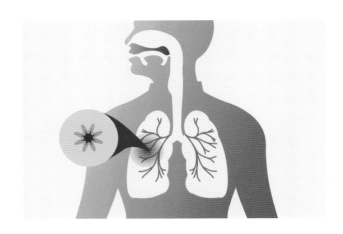

기침·가래·호흡곤란이 주요 증상

40세 이상 흡연자가 만성적인 기침과 가래가 있으면 COPD를 의심하고 폐 기능 검사를 받는 것이 바람직합니다. 이외에 △흉부 압박감 △체중감소 △무기력증 △만성피로도 COPD에 동반되는 질환입니다.

기침은 COPD 초기에 간헐적으로 발생합니다. 감기가 없는데도 기침이 3개월 이상 이어지면 COPD를 의심할 수 있습니다. 기침이 만성화되면 매일 나타나고 하루 종일 지속되기도 합니다. 기침 후에는 끈끈한 가래가 나오는 것이 특징입니다. 가슴이 눌리는 듯한 흉부 압박감도 느낍니다.

폐 COPD 환자들은 기침과 가래만으로 병원을 찾는 경우는 많지 않습니다. 대부분 COPD가 진행돼 호흡곤란까지 경험해야 의료기관을 방문합니다.

호흡곤란이 나타나면 걸을 때도 숨이 차고, 증상이 심해지면서 가만히 있어도 숨 쉬기가 버거워집니다. 호흡곤란은 폐포 손상 등 폐 기능이 떨어지면서 더욱 심해집니다. 호흡곤란이 있으면 숨을 쉴 때 쌕쌕 거리는 천명음도 나타납니다.

이 경우 빠르게 의료기관을 찾아 본격적인 치료에 들어가야 할 것입니다.

폐 COPD가 일으키는
심장질환

폐 COPD의 증세가 나타나면 결국 이것이 심장질환과도 연결되어 증세를 악화시킨다는 사실을 인식해야 합니다.

만성폐쇄성폐질환(COPD) 환자는 폐 건강만 챙기면 될까요? 그럼 반쪽짜리 건강관리에 그칠 수 있다는 것을 명심해야 합니다. 폐질환이 있으면 심장혈관 질환도 함께 신경 써야 합니다. COPD 환자의 약 50%가 심장 합병증을 동반하기 때문입니다.

심장 질환 중 협심증이 심해지면 심근경색으로 악화하는 경우가 흔합니다. 협심증과 심근경색은 심장에 피를 공급하는 관상동맥이 좁아지거나 막히면 발생합니다. 혈액이 굳으면서 동맥이 완전히 막히면 심장 근육 일부가 괴사하고, 심장의 펌프 기능에 문제가 생겨서 가슴 통증을 부릅니다.

심근경색증 환자는 급성 심장발작 또는 불규칙적인 발작이 나타납니다. 발작은 환자마다 차이가 있지만 보통 앞가슴 부분과 가슴뼈 하부에 갑자기 찔리는 듯한 심한 통증을 부릅니다.

어깨 통증과 흉통, 구토 동반하는 증세

또 가슴이 꽉 죄어지는 듯한 느낌의 협심통을 호소하거나, 몇 번의 심장 박동 뒤에 심장 수축 운동이 멈추기도 합니다. 개인에 따라서 왼팔이나 등에서부터 어깨까지 통증이 퍼집니다. 어떤 환자는 통증·구역질·구토를 동반해서 급성소화불량·위통·복통 등으로 잘못 판단하는 경우도 있습니다.

폐 질환이 있으면 심장 건강에도 영향을 줍니다. 이런 이유로 폐 질환자들은 호흡곤란·기침뿐만 아니라 흉통도 느낍니다. 때문에 COPD 같은 폐 질환이 있으면 심장 건강도 함께 챙겨야 하는 것입니다.

심혈관 질환 합병증을 부르는 'COPD'

폐 COPD가 심혈관 질환에도 영향을 주는 과정은 이렇습니다.

폐 기능이 점차 떨어지고, 기도가 좁아지면 호흡으로 받아들여야 할 산소의 양이 줄면서 체내 산소 공급이 부족해집니다. 몸속 산소량이 적어지면 심장은 산소가 포함된 혈액을 빠르게 전신에 공급하기 위해 더 빠르게, 더 많이 뛸 수밖에 없습니다.

이 같은 상황이 지속하면 심장 근육에 스트레스가 쌓이고, 심장에 과부하가 발생해서 심장 박동이 불규칙해지는 부정맥 증상이 나타날 수 있습니다.

특히 심장 근육을 먹여 살리는 관상동맥에 충분한 산소가 공급되지 못하면, 관상동맥이 좁아져서 협심증·심근경색증 같은 관상동맥 질환 발병 위험이 높아집니다.

심혈관 질환은 주요 사망 원인 중 하나여서 폐 COPD 환자에게 동반하면 치명적입니다. 실제 폐 COPD 환자들의 심장 합병증에 따른 사망률은 약 30%에 달해서 심장 건강은 COPD 환자들의 삶에 큰 영향을 미칩니다.

결국 폐 COPD로 폐 기능이 급격히 떨어지면 신체에 충분한 산소 공급이 힘들어져서 심장 등에 다양한 합병증이 발생하고 사망위험도 증가하는 것입니다.

폐 COPD 환자가 잘 치료·관리하지 않으면 협심증·심근경색증에 따른 사망률이 약 30%에 이르는 것으로 추산합니다.

발작성 호흡곤란인 심장천식

폐 질환과 함께 나타나는 심장 문제를 과거 '심장천식'으로 부르기도 했습니다. 현대에는 심근경색증·심장판막증·관상동맥경화증·대동맥폐쇄부전 등의 영향으로 발생하는 발작성 호흡곤란을 지

칭합니다.

폐 질환에 따른 심장 문제 초기에는 운동할 때만 증상이 나타납니다. 하지만 밤에 잠을 자는 도중에도 발작적으로 증상이 발생하는 경우도 있어서 주의해야 합니다.

폐 질환에 따른 심장 문제 '효천(哮喘)·효후(哮吼)'

심장 기능이 급성으로 부전증을 일으키면 발작적으로 심한 호흡곤란이 생깁니다. 특히 왼쪽 심장이 급성으로 쇠약해졌을 때 나타날 수 있습니다. 또 심장 근육·판막 장애, 동맥경화, 고혈압이 있어도 발병할 수 있습니다. 연령별로는 중년 이후에 많이 발생합니다.

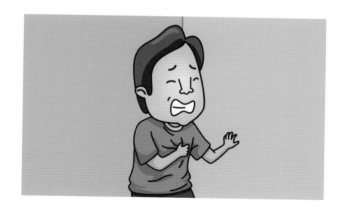

폐 질환에 따른 심장질환은 한방에서는 효천(哮喘)·효후(哮吼)에 속하는 병입니다. 효는 목소리에서 소리가 나는 것이고, 천은 호흡촉박입니다. 효천은 가래 끓는 소리가 나며 숨이 차는 증상이고, 효후는 사나운 짐승이 으르렁 거리는 것을 뜻합니다.

이와 관련 폐 질환자는 호흡곤란을 겪기 때문에 일어나 앉아서 등을 구부리고 호흡을 하는 경우가 많습니다. 이것을 기좌호흡(起坐呼吸)이라고 합니다. 앉아서 상반신을 앞으로 굽히지 않으면 호흡이 곤란한 상태입니다.

몇 분 이상 지속하는 호흡곤란은 위험

폐 질환에 따른 심장 문제 환자들의 증상은 갑자기 발생합니다. 주요 증상은 △호흡곤란 △허탈증상 △폐울혈 등입니다. 폐울혈은 폐의 염증성 충혈을 말합니다.

이 같은 증상은 과식·과음을 하거나 한 밤 중에 나타날 수 있습니다. 증상 특징은 크게 △호흡형 증상 △호흡곤란 증상으로 나뉩니다.

호흡형 증상은 가슴과 배를 같이 들먹거리는 흉복식의 혼합형이며, 숨을 들이쉬는 들숨이 잘 되지 않습니다. 호흡곤란 증상은 몇 분에서 몇 시간 지속되기도 하며, 매우 위험한 상태입니다. 또 허탈 상태가 나타나는 환자는 안면이 창백해지고, 식은땀을 흘리며, 맥박 상태가 약하고 빠릅니다.

폐울혈 증상을 보이면 처음에는 헛기침이 나옵니다. 동반되는 가래는 끈적한 점액성이지만 겨울에는 폐수종을 일으키기 때문에 가래가 물처럼 묽어져서 거품이 있고 분홍색을 띕니다. 또 얼굴·목·가슴 부위 정맥에도 울혈이 일어나 푸른 핏줄이 보입니다.

　　이런 증상을 미리 잘 알고 있다가 대비하면 훨씬 질병치료에 도움을 받을 수 있습니다.

※ ※ ※

폐 COPD 냉증 치료법은
공심단 심폐단

폐 COPD를 환절기 감기나 기관지염, 천식, 비염 등으로 오인 하거나 경도의 질환으로 생각해서 그냥 지나치면 증상이 크게 악화할 수 있습니다. 폐 COPD를 방치해서 치료시기를 놓치면 병이 진행돼 호흡곤란을 일으키고, 폐는 물론 심장에도 심각한 손상을 줍니다.

이처럼 폐 COPD를 비롯해서 여기에 속하는 폐섬유화증·천식·폐기종 등 다양한 폐 질환과 폐 COPD에 많이 동반되는 심근경색증·협심증은 한방 칵테일 복합 약물로 근본적인 원인을 치료할 수 있는 길이 있습니다.

바로 영동한의원에서 연구·개발해서 처방하고 있는 '김씨녹용영동탕'과 '김씨공心단' 한방 복합 요법입니다.

두 가지 복합 요법 효과는 영동한의원 김남선 대표원장이 미국

뉴욕, 일본 오키나와, 캐나다 토론토 등에서 열린 학회에서 보고한 바 있습니다.

김씨녹용영동탕, 폐포 재생 & 면역 증강

콧물, 코 막힘, 가래, 기침, 숨찬 증상은 폐·기관지·코 등 호흡기 질환의 대표적인 증상입니다. 특히 폐 COPD는 손상된 폐포의 재생을 돕고, 폐나 기관지 면역 증강 및 폐의 활성화를 목표로 치료해야 근본적으로 치료됩니다.

영동한의원(김남선 대표원장)에서는 이러한 호흡기의 만성적인 증상들을 해소하는 한약, '김씨(金氏)녹용영동탕'을 연구개발해서 처방하고 있습니다.

영동한의원은 40년 이상 폐 COPD, 천식, 비염 환자를 50만 명 이상 진료한 임상 경험을 토대로 폐 질환 치료를 특화시켰으며 그 중심에 김씨녹용영동탕이 있습니다.

다양한 약재가 첨가된 김씨녹용영동탕

김씨녹용영동탕은 코·호흡기 치료에 효과적인 소청룡탕 기본 처방에 금은화·신이화 등 폐 면역을 높이고, 만성적인 염증을 제거하는 다양한 약재들이 첨가 됐습니다. 또 판토크린 성분이 함유된 녹용이 첨가돼 폐·기관지 등의 호흡기 면역력 증강, 폐포 재생 효과를 보여서 폐 COPD를 치료합니다.

김씨녹용영동탕에서 중요한 역할을 하는 한약재는 백목련 꽃망울을 말린 신이화입니다. 호흡기 염증을 가라앉혀서 코에서 폐로 이어지는 숨길을 열어줍니다. 아울러 함께 들어가는 약재 금은화는 염증을 효과적으로 제거하는 이리도이드 성분을 많이 함유하고 있어서 폐 면역력 증강을 돕습니다.

심장 강심·보심 & 혈관 탄력 돕는 '김씨공心단'

영동한의원은 현대인이 걸리기 쉬운 질환들을 병증과 체질에 맞춰서 예방·치료할 수 있는 '김씨공心단'도 개발했습니다.

영동한의원의 김씨공심단은 폐 COPD에 많이 동반되는 심혈관 질환을 예방하기 위해 심장 및 심혈관을 강화하는 한약재인 사향·침향·우황·산수유·당귀 등을 배합한 약입니다. 공진단(拱辰丹)에 한방 강심약인 우황청심원을 합방해서 만든 명약입니다. 공진단은 주원료가 △사향 △녹용 △산수유 △당귀 등을 기본으로 한 귀한 약재입니다. 여기에 침향, 우황 등 고가의 약을 더해 효과를 높였습니다.

사향(麝香)은 온 몸의 막힌 기혈 순환을 촉진하고, 중추 신경의 기능을 항진시킵니다. 아울러 정신을 맑게 해주며, 병에 대한 저항력을 강화합니다. 또 심장 기능을 개선해서 신진대사를 촉진하고, 호르몬 분비를 왕성하게 하는 등 예부터 백가지 병을 치료하는 효과가 있는 것으로 알려졌습니다. 사향은 이렇게 질병을 예방하는 우수한 효과를 인정받아서 한방 약재 중 최고가에 속합니다.

사향과 최고급 침향도 첨가된 김씨공심단

침향은 폐와 심장 질환을 치료하는데 큰 효과가 있습니다. COPD 뿐만 아니라 난치성 폐질환에 침향과 사향이 함께 첨가된 약을 처방한 후 심폐 기능이 크게 향상된 사례가 많이 보고되었습니다. 침향에는 △항암 효과를 가진 쿠쿠르비타신 △항산화 물질인 베타—셀리넨 △신경 안정 효과를 보이는 델타—구아이엔 △항바이러스 효과가 있는 알파—불레젠 등 다양한 유효 성분이 함유되어 있습니다. 특히 침향의 강한 향이 몸의 순환을 촉진시키며 숨을 쉬기 힘들고 혈액 순환이 떨어진 증상들을 치료합니다. 더욱이 침향은 심근경색의 예방과 개선에도 효과가 있는 것으로 알려져 있어 심장 합병증을 동반하는 만성 폐쇄성 폐질환 환자들에게는 필수적으로 처방되는 약재입니다.

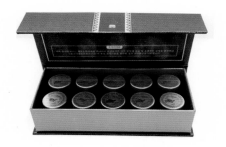

특히 김씨공심단은 99.9%의 순금박으로 코팅돼 있어서 강심·강혈관 작용이 우수합니다. 이런 효과로 체내에 축적된 중금속과 미세 먼지 등 염증 유발 물질들을 체외로 빠르게 배출시켜서 폐를 깨끗하게 만드는 청폐(淸肺) 작용을 합니다. 또한 순금박은 약의 변질을 막고 약효를 오랫동안 지속시켜 한방 칵테일 복합 요법의 효과를 더욱 높여줍니다.

이렇게 완성된 김씨공심단은 호르몬 분비를 촉진하고, 심장을 강심·보심시켜서 혈관을 탄력있게 만듭니다. 특히 폐 COPD 같은 폐 질환은 강심·보심 시키는 약을 함께 복용 하면 근치를 기대할 수도 있습니다. 폐가 약해지면서 깨진 오장육부의 균형을 맞추고, 폐 면역력 회복을 간접적으로 지원하는 역할을 하기 때문입니다.

폐·심장질환 및 천식에 좋은 '심폐단'

심폐단도 COPD를 치료하기 위해 오랜 기간 연구를 거듭하여 개발되었습니다. 심폐단이라는 이름에서 알 수 있듯이 폐뿐만 아니라 심장의 기능까지 개선하는 약입니다. 공진단의 기본 약재에 우황 등 여러 가지 심장에 좋은 약재를 첨가한 맞춤처방으로 공심단보다 2~3배 높은 효과를 냅니다.

심폐단은 약화된 심장 기능과 폐 기능을 동시에 개선합니다. 기관지 평활근과 폐포를 재생시키고 폐 면역력을 증진시키는데 효과적인 녹용과 심장을 튼튼하게 하는 강심(强心) 작용, 호흡기 소통

을 돕는 사향 등 귀한 약재를 바탕으로 하여 기침, 가래, 호흡곤란
을 완화시키는데 특효입니다. 심폐단에 입혀진 순금박은 약효를 오
랫동안 지속시키며 강심폐·강혈관 작용을 돕고 몸에 축적된 중금
속을 체외로 배출시켜 폐를 깨끗하게 하고 추가적인 손상이 생기지
않도록 방지하는 역할도 합니다.

5년 동안 폐질환, 심장병, 기관지 천식 등을 고질병으로 앓고
있는 환자 중 심폐단을 복용한 200명을 대상으로 조사한 결과
93.5%라는 높은 치료율을 보인 우수한 약입니다.

뿐만 아니라 심폐단은 호르몬 분비를 촉진하고 강심·보심 작
용을 통해 기관지 천식과 협심증, 심근경색 등 심장혈관질환, 우울
증, 신경쇠약과 여성갱년기 장애, 조루증, 남성 정력 부족, 발기부
전, 신허증, 제반허약증, 간허증 등에 효능을 보입니다.

복합 약물 요법과
폐 COPD 냉증 생활관리법

폐 COPD로 많이 손상된 폐는 다시 예전처럼 되돌리기 힘들어서 증상이 있을 때 조기에 치료·관리하는 것이 가장 중요합니다.

한의학에서 심장과 폐는 상초(上焦)에 속하는 장기로, 늑골로 보호되는 가장 중요한 신체 부위입니다. 폐에서 산소를 받으면 바로 심장으로 이동해서 온몸의 오장육부와 각 신체 조직에 산소를 공급합니다.

하지만 심장과 폐 기능이 점차 떨어져서 악화되면 결국 심·폐정지가 발생해, 사망할 수도 있습니다. 심·폐 기능에 문제가 있을 때 방치하지 말고 조기에 치료 받는 것이 중요한 이유입니다.

영동한의원이 개발한 한방복합요법

영동한의원은 이 같은 호흡기의 만성적인 증상들을 해소하고, 심장과 폐 기능을 강화하는 '김씨녹용영동탕+김씨공심단' 혹은 '김씨녹용영동탕+심폐단' 한방 복합요법을 개발해서 처방하고 있습니다.

영동한의원 '복합약물'은 폐포의 쇠퇴 및 손상은 늦추고, 재생 속도를 촉진해서 폐포를 건강하게 만드는데 도움을 줍니다. 한방 복합요법의 치료 목표는 △면역 증진 △심·폐기능 항진 △폐포 재생 △청폐입니다.

'한방 복합 약물요법'은 심폐 기능을 활성화하는데 도움이 되는 것으로 확인됐습니다. 영동한의원이 진행한 임상 연구 결과를 보면 폐포의 쇠퇴와 손상을 늦추고, 기능 회복을 도와 폐를 건강하게 만듭니다.

영동한의원 한방 복합 약물 요법 후 빠르면 3~4개월, 늦어도 1년 이내에 폐 COPD에 따른 불편한 증상이 완화되고, 삶의 질도 향상 됐습니다.

한방 복합 약물 요법은 호흡기 증상 뿐 아니라 전신 건강을 회복시키는 데에도 효과적입니다. COPD를 오랜 기간 앓아온 환자들은 기력 저하, 식욕 감퇴, 급격한 체중 감소 등 전신적인 건강 악화를 호소합니다. 칵테일 한방 복합요법을 시행하면 심폐기능 뿐 아니라 전신의 면역력이 향상되어 무기력증과 식욕 저하도 개선할 수 있습니다.

　호흡 곤란과 전신 무기력증이 개선되면 삶의 질이 크게 향상되어 일상생활이 한결 편해집니다. 식사량도 늘어나고 기력이 회복되니 COPD 환자에 자주 합병되는 폐렴 등으로 인한 사망 위험도 크게 낮출 수 있습니다.

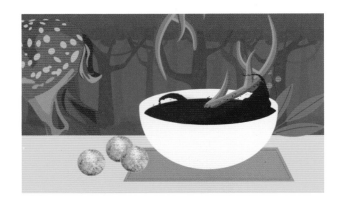

손상된 폐 회복 힘든 COPD 예방하려면

폐 COPD로 한 번 손상된 폐는 다시 건강하게 되돌릴 수 없어서 예방과 조기 발견이 굉장히 중요합니다.

폐 COPD를 예방하려면 발생에 가장 큰 영향을 미치는 담배를 꼭 끊어야 합니다. 담배는 COPD를 일으키는 주범이어서 금연만큼 좋은 예방법은 없습니다. 그러나 45세 이후 금연은 폐 건강 회복에 큰 의미가 없습니다. 그동안 피운 담배 유해 물질이 축적돼서 향후 30년간 신체 내에서 지속되기 때문입니다.

폐 COPD 예방과 증상 악화를 막기 위해 개인위생 관리도 잘 챙겨야 합니다. 항상 비누로 손을 깨끗이 씻고, 독감·감기 등 감염 질환이 유행하는 시기에는 사람이 많은 곳을 피합니다.

또 미세먼지 등 대기 상태가 좋지 않으면 외출을 자제하고, 집 등 실내에서 음식을 조리할 때는 항상 환기 시켜야 합니다. 생활환경은 폐 건강을 위해 먼지·연기·분진 등이 많이 발생하지 않게 청결하게 유지합니다.

폐 COPD 관리·개선 돕는 생활수칙

폐 COPD가 발생해서 손상되기 시작한 폐는 다시 건강하게 회복하기 힘듭니다. 폐 기능이 떨어져서 호흡하기 힘들기 때문에 활동량도 줄어들고 폐 기능은 점점 더 약해집니다.

COPD는 폐가 다시 건강하게 되돌아가지 않기 때문에 증상이 의심되면 조기에 병원을 찾아서 폐 기능 검사를 받고, 더 이상 악화되지 않게 치료를 진행해야 합니다.

폐 COPD 환자는 감염 질환에 취약합니다. 이런 이유로 폐렴 등 폐 COPD를 악화시킬 수 있는 호흡기 질환 발병을 막기 위해 예방 접종도 챙겨야 합니다. COPD 4기 환자의 약 30%가 폐렴 때문에 사망하는 것으로 추산되기 때문에 폐렴구균 백신을 접종하는 것이 바람직합니다. 독감 예방을 위한 인플루엔자 백신도 마찬가지입니다.

개인위생 관리와 꾸준한 운동이 필수

이외에 개인위생 관리를 철저히 지키고, 무리하지 않는 걷기 운동을 꾸준히 해서 폐 기능이 떨어지지 않게 관리해야 합니다. 대부분 COPD 환자들은 숨이 차서 힘들기 때문에 활동량을 줄입니다. 이 때 폐 기능이 점점 더 약해지는 악순환이 반복됩니다. 폐 COPD 때문에 힘이 들어도 일주일에 최소 한 번 이상 감당할 수 있을 정도의 빨리 걷기를 하는 것이 필요합니다. 다만 호흡 곤란이 쉽게 발생하는 COPD 환자들은 갑작스럽게 급격한 움직임을 만들지 말고 천천히 활동을 시작해 폐와 심장에 부담을 주지 않는 것이 좋습니다.

동반되는 심장 문제를 개선하기 위해서는 정신적인 스트레스를 피하는 것이 중요합니다. 스트레스로 인해 혈압이 오르고 산소 공급이 부족해지면 심장에도 쉽게 무리가 갑니다. 흡연과 과음으로 관상 동맥이 좁아지거나 심장 박동이 빨라지는 것 또한 피해야 합니다. 특히 담배는 혈압을 상승시키며 심장에 큰 부담을 주기 때문에 동맥 경화와 관상 동맥 질환을 유발합니다.

과식 삼가고 체중관리에 반신욕 추천

심혈관 질환 예방에 도움이 되는 적정 체중 유지를 위해 과식도 삼가야 합니다. 지방 과다 섭취와 비만은 심장 건강의 적입니다. 이외에 따뜻한 물로 진행하는 반신욕·족욕 등으로 혈액순환을 도우면 심장 기능 회복에 도움이 됩니다.

폐 COPD 환자의 호흡곤란 증상은 몇 분에서 몇 시간 지속되는 경우도 있습니다. 또 허탈상태가 나타나는 환자는 안면이 창백해지고 식은땀을 흘리며, 맥박상태는 약하고 빠릅니다. 이런 경우는 매우 위험한 상태입니다. 빠른 회복을 위해 내관혈과 합곡혈, 족삼리혈을 만져주면 한결 나아집니다.

그러나 무엇보다도 작은 증상들도 가볍게 여기지 말고 꾸준한 건강관리와 치료로 건강 상태를 유지하는 것이 중요하다는 것을 잊지 말아야 합니다.

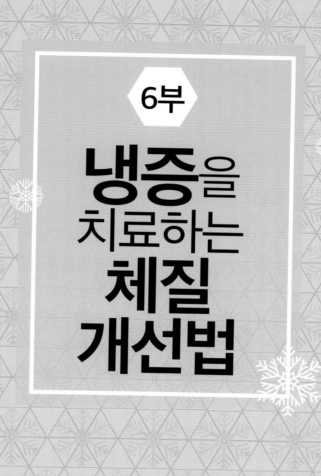

6부

냉증을 치료하는 체질 개선법

냉증을 개선하는 신세계,
지압과 뜸

냉증은 손·발은 물론 신체 곳곳이 차가워서 건강 문제의 도화선이될 수 있습니다. 여성 환자가 대부분인 냉증은 겨울에 들어서는 12월부터 증상 악화를 호소하는 경우가 많습니다. 기온이 영하로 떨어지고, 실내·외 온도차도 10~20도 이상 벌어지며 혈관 등 신체가 수축·경직되어 혈액 순환 장애가 발생하기 때문입니다. 평소 냉증으로 힘들어 하는 여성들은 이같은 환경적인 영향을 크게 받습니다.

이렇게 냉증이 지속되면 단순히 손·발이 얼음장처럼 차가운 증상에 그치지 않고, 만성화돼서 전신 혈액순환장애로 이어집니다. 결국 냉증이 심한 여성은 자궁을 비롯해서 뱃속 장기들이 부정적인 영향을 받아서 다양한 여성 질환, 위장장애 등 전신 질환이 동반될 수 있습니다.

건강에 찬물을 끼얹는 이러한 냉증이 지속될 때 혈액순환을 개선해 몸을 따뜻하게 하는 지압·뜸 요법이 있습니다. 몸을 따뜻하게 하는 4가지 혈자리인 △삼음교혈 △관원혈 △혈해혈 △기문혈의 특징과 지압·뜸 방법에 대해 알아보겠습니다.

① 혈액 순환 촉진하는 '삼음교혈(三陰交穴)'

삼음교혈은 발목 안쪽 복숭아뼈(복사뼈)에서 위로 손가락 세 마디 정도 올라간 부분의 혈자리입니다. 혈액을 주관하는 3개의 음경락(陰經絡)이 교차하는 자리여서 삼음교로 부릅니다. 삼음교는 이름에서 알 수 있듯이 원활한 혈액 순환을 돕는 혈자리입니다.

냉증 여성들은 자궁이 차갑게 굳어서 혈액과 영양 공급이 부족하거나 말단 부위에 혈액 순환 장애가 있어서 손·발이 차가운 경우가 많습니다. 이 때 삼음교를 자극하면 증상 개선을 돕습니다. 또 생리가 불규칙하거나 생리 주기가 늦춰질 때 삼음교를 지압하면 생리 주기를 정상화하는데 도움이 됩니다.

삼음교혈 지압·뜸 방법
* 엄지손가락으로 뼈와 근육의 경계 부분을 가볍게 누른다
* 아래에서 위로 쓸어 올리면서 마사지 한다

② 아랫배 따뜻하게 데워주는 '관원혈(關元穴)'

관원혈은 배꼽에서 엄지손가락 세 마디 정도 아래에 위치한 혈자리입니다. 몸을 따뜻하게 데워주는 양기가 부족하면 하복부의 냉기가 겉으로 드러나는 자리이기도 합니다.

특히 냉증 여성들은 기초 체온이 떨어져있고, 아랫배가 차가운 경우가 많습니다. 생리 주기가 되면 설사도 자주 합니다. 이 경우 관원혈을 부드럽게 마사지하거나 따뜻하게 찜질하면 딱딱했던 아랫배가 부드럽게 풀어지는 것을 느낄 수 있습니다.

관원혈 지압·뜸 방법
❋ 양손으로 관원혈을 부드럽게 누른다
❋ 시계방향으로 돌려주며 마사지한다

③ 혈액 공급 돕는 '혈해혈(血海穴)'

혈해혈은 무릎뼈의 안쪽 끝에서 위로 손가락 두 마디 정도 높이에 있는 혈자리입니다. 이름 그대로 '혈액의 바다' 역할을 하는 자리로, 경맥의 혈이 모두 모이는 곳입니다.

혈(血)은 혈액의 생성과 배출이 활발하게 일어나기 때문에 여성들에게 특히 중요한 영양 물질입니다. 이런 이유로 △생리 불순 △

월경통 △난임 같은 여성 질환은 모두 체내 혈이 충분히 공급될 수 있도록 하는 것이 치료의 기본입니다.

혈해혈 지압·뜸 방법

＊ 허벅지 안쪽으로 근육과 근육 사이를 가볍게 누른다
＊ 이 부위를 동그랗게 둥글려주며 지압한다

④ 생리통 개선하는 '기문혈(箕門穴)'

기문혈은 혈해혈과 함께 지압하면 좋습니다. 기문혈은 허벅지 안쪽의 맥박이 느껴지는 곳으로, 무릎 뼈의 안쪽 끝과 사타구니 중앙부를 연결한 선상에서 위로부터 3분의 1이 되는 지점입니다.

허벅지 안쪽 근육들의 사이를 누르다보면 딱딱하게 굳어있거나 통증이 느껴지는 부위가 기문혈인 경우가 많습니다. 심한 생리통을 겪는 냉증 환자들 중 아래가 빠질 듯한 느낌과 허벅지까지 퍼져가는 통증을 경험하기도 합니다. 이 경우 기문혈을 자극하면 혈액 순환을 도와 증상을 개선하고, 다리의 냉감도 완화시킵니다.

기문혈 지압·뜸 방법

＊ 골반 근육을 잡아당기는 허벅지 안쪽을 부드럽게 풀어준다

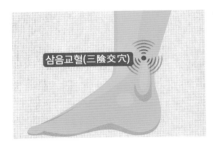

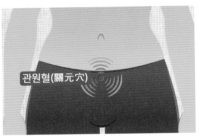

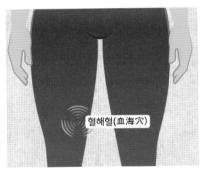

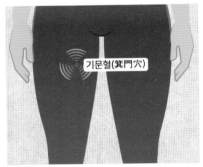

체온이 오르면
면역력도 오른다

일반적으로 건강한 사람의 평소 체온은 36.5도에서 37.1도 사이를 유지 합니다. 태아의 체온은 엄마의 신체보다 약 1도 높지만, 출생 후부터는 점차 성인과 체온이 같아집니다.

체온은 측정하는 부위와 시간에 따라 다르고, 사람과 체질별로도 약간의 차이가 있습니다. 체온은 보통 아침 시간대에 가장 낮고, 오후에 가장 높게 측정됩니다.

또 체온은 65세 이상 노인이 되면 맥박수가 떨어지기 때문에 청년기보다 조금 낮아집니다. 체온이 1도 내려가면 효소의 활동력이 떨어져서 면역력이 30%나 낮아진다는 연구 결과들이 있습니다. 저체온증이 있는 사람은 유전자 오작동이 많고, 암에 걸리기 쉽다는 보고도 있습니다.

체온 올리면, 면역력 높아져 냉증도 개선

반면 면역학자들에 따르면 낮아진 체온을 1도 올리면 면역력이 5~6배 증가합니다. 체온이 상승하면 혈액 순환이 활발해지는데, 면역 기능을 가진 백혈구가 바로 이 혈액 속에 존재하기 때문입니다. 체온이 잘 유지되면 백혈구가 가진 능력이 향상되고, 면역력이 증가하는 것입니다.

암세포 활동은 체온이 35도일 때 가장 활발하고, 체온이 39.3도가 되면 암세포가 저절로 소멸한다는 연구결과들도 있습니다. 그러나 이 정도 높은 체온은 인체가 정상이 아니어서 더 많은 문제를 가져올 수 있습니다.

한의학에서는 예로부터 이 사실을 잘 알고 체온을 올리는 여러 가지 방법을 사용해 환자를 치료했습니다. 먼저 뜸을 소개합니다.

체온을 높이기 위한 뜸 자리, '신궐혈(神闕穴)'

몸이 차가운데, 특히 아랫배를 눌렀을 때 통증이 있는 경우 체온 사진을 찍으면 특정 부위의 온도가 떨어져 있는 것이 확인됩니다. 이때 뜸을 떠서 체온이 높아지면 통증이 사라집니다.

이와 관련 보통 배는 따뜻하게 하고, 머리는 차갑게 하는 것이 건강에 좋은 것으로 알려져 있습니다. 이 말은 한의학 의서에도 여러 번 나오는 내용인데 '두무냉통(頭無冷痛)하고, 복무열통(腹無熱痛)

하다'라는 구절이 그것입니다. 즉 머리는 시원할 때 문제가 없고, 배는 따뜻할 때 아프지 않다는 뜻입니다.

한의학적 치료법 중 하나인 '뜸'은 불의 기운을 천천히 몸 속으로 전달하는 과정을 통해서 차가운 조직을 따뜻하게 덥히는 역할을 합니다.

특히 배꼽 주변 '신궐혈(神闕穴)'에 뜸을 뜨면 온기가 뱃속으로 들어가서 몸이 따뜻해 집니다. '동의보감'에는 배꼽을 단련하는 방법이라고 해서 '연제법(煉臍法)'또는 '구제법(灸臍法)'으로 소개하고 있습니다.

신궐혈 뜸은 많은 질병을 없애고, 생명을 보호하며, 오래 살게 한다고 소개됩니다. 특히 여성들의 경우 △아랫배가 차서 임신이 되지 않을 때 △생리통 및 생리불순 △냉·대하가 심할 때 이 방법을 사용하라고 돼 있습니다. 또 배꼽에 뜸을 뜨면 정신이 안정되고 기혈 순환이 잘 됩니다.

배꼽 주변 '신궐혈' 뜸 이렇게 떠요

* 아프지 않은 사람은 하루에 한 번씩 뜸을 뜬다
* 아픈 사람은 2~3일에 한 번 뜸을 뜬다
* 한번 뜸을 뜰 때는 약 30분이 적당하다
* 3개월 정도 뜸 치료를 하면 증상이 많이 호전된다

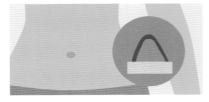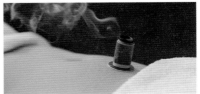

아로마테라피를 이용한 치료법

아로마테라피는 향이 나는 식물에서 추출한 휘발성 향기 물질을 체내에 흡수시키며 심신을 건강하게 하는 치료법입니다. 아로마테라피는 근육 뿐 아니라 신경의 긴장을 이완시키며 신체적, 정신적 문제를 치료할 수 있는 좋은 대체 요법 중 하나입니다. 특히 여성 질환에서도 향기요법이 많이 사용되고 있습니다.

여성 냉증에 사용할 수 있는 대표적인 아로마 오일은 클라리세이지입니다. 클라리세이지 오일은 몸의 긴장 상태를 이완시키고 호르몬 밸런스를 조절해 여성 질환과 냉증을 완화시킵니다. 특히 냉증으로 심한 생리통이 있는 경우 생리 시작 1주일 전부터 하복부와 등, 허리 등 통증이 주로 느껴지는 부위를 가볍게 마사지해주거나 향을 가볍게 맡아주면 생리통 완화에 도움이 됩니다.

알레르기 비염을 가지고 있으며 부종, 메스꺼움 등 수독으로 인한 증상을 많이 호소하는 냉증 여성의 경우 만다린과 페퍼민트를 혼합한 아로마 오일을 활용하면 좋습니다. 만다린 에센셜 오일은

귤의 상큼한 향을 활용하는 것으로, 한약재 진피와 유사한 효과를 얻을 수 있습니다. 귤 껍질의 상쾌한 향은 체내에 쌓인 수독과 습담을 배출시키는데 도움이 되며 소화기에 쌓인 수독을 제거해 메스꺼움, 구토, 소화불량 등을 완화시킵니다. 여기에 울혈을 해소시켜주는 페퍼민트를 혼합하여 사용하면 체내에 쌓여있는 수독으로 혈액 순환이 정체되어 발생하는 냉증을 개선시키는데 탁월합니다.

이외에도 수족냉증이 심한 여성들은 주니퍼베리 오일을 따뜻한 물에 1-2방울 떨어뜨린 후 족욕을 하면 호르몬을 안정시키고 냉감을 완화시킬 수 있습니다. 엄지와 둘째 발가락 사이의 태충혈에 아로마오일을 떨어뜨린 후 가볍게 마사지하는 것도 좋습니다.

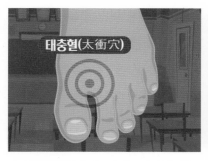

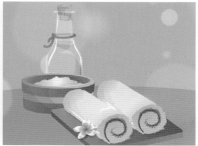

❄ ❄ ❄

생활 속에서 지켜야 할
냉증예방 수칙

앞에서 체온이 따뜻해야 면역력이 높아지고, 치명적인 암을 비롯해서 다양한 질환 예방에 도움이 된다는 이야기를 했습니다. 특히 평소 냉증이 있어서 몸이 차가운 사람은 냉증 개선을 위해 체온 관리가 무엇보다 중요하다는 사실을 잘 알아야 합니다.

하지만 현대인의 일상생활을 들여다보면 냉증을 부추기는 습관들이 너무나 많이 자리 잡고 있습니다. 평소 은연중에 냉증을 유발하거나 악화시킬 수 있는 요소는 △찬물 마시는 문화 △과도한 채소와 과일 섭취 △즐겨 마시는 녹차 등입니다.

① 하루 종일 '차가운 물' 마시는 현대인

신체의 수분 공급은 생명 유지 활동을 위해 빼놓을 수 없는 요소입니다. 우리는 아침에 일어나서 물을 한 잔 마시고 하루를 시작하며, 하루에 평균 1.5~2L의 수분 섭취가 권고됩니다.

하지만 냉장고나 정수기 물을 마시는 현대인들은 온 종일 찬물을 달고 삽니다. 많게는 하루에 2L 이상의 찬 물을 수시로 마시는 것입니다.

이와 관련 신체의 물분자는 육각수가 약 60%를 차지합니다. 육각수는 물의 온도가 내려갈수록 많아진다고 해서 찬물을 마시면 건강에 좋다는 주장도 있습니다.

그러나 찬물이 신체 건강에 도움이 된다는 이론과 주장은 신빙성이 떨어집니다. 신체 구조를 보면 너무 차가운 공기는 인후부나 폐 조직에 부담을 주고, 면역력을 떨어뜨려서 감기나 폐렴을 일으키는 단초를 제공합니다. 물도 마찬가지입니다.

'동의보감' 잡병편을 보면 "몸을 차게 하고, 차가운 음식을 먹으면 호흡기를 상한다(形寒飮冷 則傷肺)"라고 했듯이 차가운 것은 면역력을 떨어뜨리는 원인이 됩니다. 이런 이유로 찬물은 덥거나 목이 마를 때만 마시는 것이 좋고, 몸이 차가운 사람은 되도록 상온이나 미지근한 물, 따뜻한 물을 마시는 것이 좋습니다.

② 건강에 좋다는 채소·과일도 냉증에 영향

건강을 유지하기 위해 챙겨야할 요소 중 빠지지 않는 것이 충분한 채소와 과일 섭취입니다. 채소·과일을 챙기면 △비타민 △무기질 △식이섬유를 많이 보충할 수 있습니다. 어려서부터 채소·과일을 충분히 먹으면 동맥 혈관벽이 부드럽고, 혈액순환도 더 잘 된다는 보고가 있습니다.

하지만 채소와 과일의 대부분은 성질이 차가워서 몸이 찬 사람이 많이 먹으면 냉증이 심해지고, 무기력해지며, 면역기능이 떨어질 수 있습니다.

의서 '동의보감'에서도 나물 겉절이는 성질이 차기 때문에 많이 먹지 말아야 하며, 특히 노인들은 더욱 삼가야 한다고 기록돼 있습니다. 또 채소와 오이는 비록 기운을 치료할 수 있지만 사람의 귀와 눈을 어둡게도 한다고 쓰여 있습니다.

우리나라 사람은 나물을 세상에서 제일 많이 먹는 민족 중 하나입니다. 심지어 약재로 사용하는 방아풀, 차조기, 도라지, 방풍나물, 독활의 순까지도 나물로 먹습니다. 식이섬유를 충분히 보충하려면 우리나라처럼 반찬으로 먹는 것이 가장 좋습니다.

하지만 몸이 찬 사람이나 노인들이 성질 찬 나물을 지나치게 많이 먹으면 몸이 더 차가워질 수 있습니다. 때문에 나물을 섭취할 땐 살짝 데쳐서 먹어야 합니다.

과일도 마찬가지입니다. 예를 들어 △오이 △참외 △수박 △호박 같은 박과 과일은 성질이 모두 차갑습니다. 이런 찬 과일을 많이 먹으면 냉증인 사람들의 병은 더 심해지고, 면역력은 더 약해질 수밖에 없습니다. 냉증인 사람들은 과일이 푹 익도록 숙성시켜 시간을 보낸 다음 먹는 것이 좋습니다.

예를 들어 바나나는 겉껍질에 검은 색 반점이 생길 정도로 익은 다음 먹어야 합니다. 바나나는 이 같은 숙성 과정에서 탄수화물의 상당량이 글루코오스로 변해서 몇 배나 많은 양의 효소가 생성됩니다.

토마토는 뜨거운 물에 데치거나 프라이팬에 볶아서 먹으면 냉증이 생기지 않습니다. 이 같은 원리를 잘 적용하려면 한의원에서 본인의 체질을 진단 받는 것이 도움이 됩니다.

③ 평소 즐기는 '녹차'도 냉증 부추겨

다양한 차를 즐기는 사람들이 많습니다. 녹차도 그 중 하나입니다. 녹차는 성질이 서늘해서 가슴속에 쌓인 열기를 풀어주고, 정신적 스트레스를 많이 받는 사람의 긴장을 완화시키는 효과가 있습니다.

녹차 성분 중 카페인은 지구력과 기억력을 증진시킵니다. 녹차에 들어 있는 폴리페놀 성분 가운데 카테킨은 뇌세포를 보호해서 알츠하이머병 발병 예방 효과 및 항암 작용을 하는 것으로 보고되기도 합니다.

그러나 녹차는 성질이 차기 때문에 몸이 찬 사람이 많이 마시면 좋지 않습니다. '동의보감'에도 '녹차는 아무 때나 너무 마시지 말아야 한다'고 돼 있습니다. 녹차를 너무 많이 마시면 하초(下焦)를 허하게 하고, 차갑게 만들기 때문입니다.

그래서 음식을 배불리 먹은 다음 따뜻하게 1~2잔 마시는 것이 좋습니다. 이처럼 녹차는 몸의 열기를 식혀주는 효과가 강해서 중국처럼 뜨거운 상태에서 마시는 것이 바람직합니다.

반면 일본처럼 녹차를 차갑게 해서 마시는 것은 좋지 않습니다. 과거 일본인과 미국인들의 위와 장을 내시경으로 관찰한 연구를 진행한 결과 일본인들의 장이 상대적으로 약했습니다. 일본인들이 차가운 녹차를 많이 마신 것이 원인으로 분석됐습니다.

수족냉증 예방에 도움이 되는 방법

* 따뜻한 물로 반신욕을 한다
* 혈액순환을 방해하는 꽉 끼는 옷을 피한다
* 모자·귀마개·목도리 등을 활용한 철저한 보온으로 몸 전체를 따뜻하게 한다
* 걷기·조깅·등산 등 운동을 꾸준히 한다
* 충분한 수면을 취한다
* 피임약 등 혈관을 수축하는 약물 복용을 피한다

냉증 개선에 좋은
한방차와 음식

냉증이 있으면 평소 찬 물보다 따뜻한 물을 마시는 것이 바람직합니다. 특히 이 때 신진대사와 혈액순환을 돕는 재료를 이용해 차로 마시면 더 좋습니다. 대표적인 것이 △생강 △구기자 △당귀 △계피 △보골지입니다. 아침·저녁으로 두 번 정도 차로 마시는 것이 좋습니다.

이 5가지 차를 소개합니다.

① 생강차

생강은 신진대사를 도와서 몸 속이 차가운 사람의 증상 개선에 좋습니다. 비장과 위장을 따뜻하게 하고 소화기능을 돕습니다. 아울러 수족냉증으로 아랫배가 차가워서 발생하는 복통·설사 및 생리통에도 효과가 있습니다. 생강가루를 따뜻한 물에 타서 마시면 됩니다. 생강가루와 계피가루를 5대 1 비율로 마시면 맛과 향이 더 좋습니다.

② 구기자차

구기자는 강장 효과가 큽니다. 특히 혈액순환을 촉진해서 수족냉증이 있고 장 건강에 문제가 있는 사람에게 좋습니다. 구기자 잎 말린 것을 적당량 물에 달여서 마시면 됩니다.

③ 당귀차

당귀는 여성 수족냉증 뿐만 아니라 생리불순, 출산 후 회복 등에 도움이 됩니다. 이 같은 효과로 '여성을 위한 약초'로 부르기도 합니다. 당귀차를 꾸준히 마시면 수족냉증과 여성 질환을 개선할 수 있습니다.

④ 계피차

계피는 성질이 뜨거운 음식입니다. 이런 특징으로 손·발 등 신체 말단 부위의 미세한 모세혈관을 확장시키고 혈액순환을 돕습니다. 때문에 손·발과 전신이 차가운 경우 좋습니다. 계피차를 마실 때 생강이나 대추를 함께 넣으면 더 효과가 커집니다.

⑤ 보골지차

　보골지는 신장 기능을 항진시켜서 아랫배를 따뜻하게 합니다. 보골지차는 수족냉증이 심해서 신체 곳곳에 발생하는 전신 냉증에도 좋습니다.

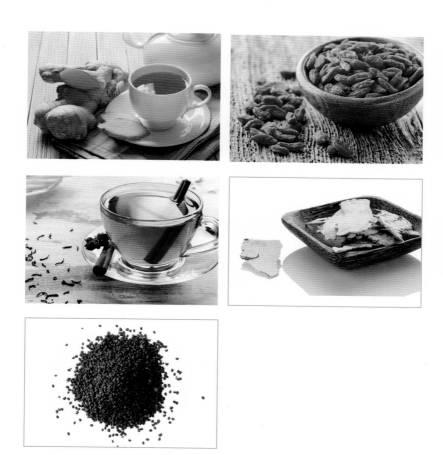

냉증에 도움되는 따뜻한 성질의 음식

평소 차와 함께 따뜻한 성질의 음식을 자주 챙겨 먹으면 냉증 완화에 도움이 됩니다. 대표적인 따뜻한 성질의 음식은 양파·부추·옻 등입니다. 이 같은 음식들은 뭉쳐 있는 기운을 풀어주고, 기혈 순환을 돕습니다. 냉증이 있는 분들은 이런 따뜻한 음식을 챙겨 먹는 습관이 아주 중요합니다.

① 혈액순환 개선하는 '양파'

양파는 성질이 따뜻하면서 매운 맛을 내 기혈순환에 좋습니다. 양파의 주요 성분 중 유화아릴은 우수한 혈액순환 개선 효과를 보입니다. 양파는 신체가 차가우면서 소화기 계통이 약한 사람의 위장 기능도 개선합니다. 양파는 평소 잘게 썰어서 장에 찍어 먹으면 됩니다. 양파를 네 등분해서 생강 약 50g, 물 약 1리터에 1시간 달여서 하루 1~2잔 마셔도 좋습니다.

② 아랫배에 온기 주는 '부추'

부추는 성질이 따뜻한 대표적인 음식 중 하나입니다. 꾸준히 식탁에 올리면 손·발·무릎이 차가운 것을 개선합니다. 특히 아랫배와 허리를 따뜻하게 해서 여성 생식기 건강에 좋은 음식입니다. 부추는 부추김치·부추전·즙 등으로 먹으면 됩니다.

③ 기혈순환 돕는 '옻'

옻도 성질이 따뜻해서 기혈순환을 돕고, 혈관을 넓혀 혈류량을 늘립니다. 이런 효능으로 몸을 따뜻하게 합니다. 옻은 수개월 이상 건조한 것을 옻닭 등에 사용합니다. 그러나 옻의 우루시올 성분에 의한 알레르기가 있으면 섭취를 피해야 합니다. 옻의 알레르기 유발 물질은 고열로 찌거나 옻닭을 만들 때 닭의 단백질이 어느 정도 중화시킵니다.

④ 모세혈관 확장시키는 '계피'

계피는 달면서도 성질이 뜨거운 음식입니다. 특히 작은 모세혈관을 확장시켜서 혈액순환을 촉진해서 손·발이나 몸이 차가운 사람에게 좋습니다. 여름철 찬 음식을 먹은 후 배가 아프거나 소화불량이 있을 때도 도움이 됩니다.

계피는 이렇게 섭취해요

* 평소 계피차나 수정과를 챙겨 마신다
* 계피차로 마실 때 대추·생강 등을 가미하면 좋다
* 계피가루가 얹어진 카푸치노 같은 따뜻한 음료도 좋다

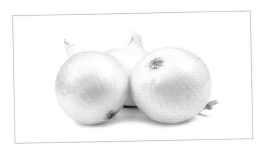

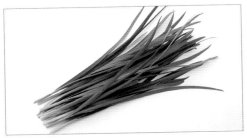

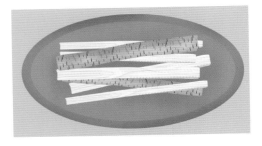

냉증을 개선하는
쉬운 운동

냉증을 치료하려면 꾸준한 노력과 인내가 필요합니다. 물론 냉증치료에 도움을 주는 약을 처방받아 정기적으로 먹는 것도 중요하지만 냉증을 고치기 위한 평소의 생활습관이 더 중요하다고 할 수 있습니다.

이런 점에서 앞의 따뜻한 성분을 가진 한방차를 수시로 들고 따뜻한 음식을 챙겨 먹기도 하지만 이 보다 집안에서 또 기회가 되면 운동을 통해 냉증이 개선될 수 있음을 알아야 합니다. 그 운동 방법을 소개합니다.

하반신형 냉증 개선법

① 소프트볼을 이용한 이상근 마사지

＊ 야구공보다 조금 큰 소프트볼을 준비한다

＊ 똑바로 누운 자세에서 한쪽 엉덩이의 이상근 부위에 소프트
  볼을 둔다

＊ 엉덩이에 체중을 싣고 30~60초 정도 유지하며, 가볍게 누른
  다

＊ 양쪽 엉덩이 이상근을 교대로 10회 마사지 한다

＊ 자기 전이나 아침에 일어난 후 하면 좋다

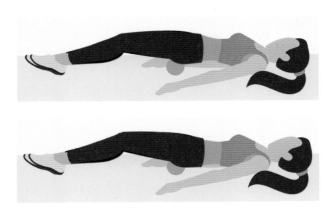

② 1일 2회 이상 포황혈, 환도혈, 축빈혈을 지압한다

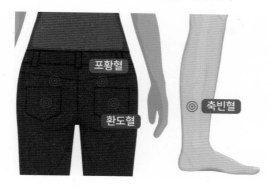

사지말단형 냉증 개선법

① 손으로 발등 구부리기

* 편하게 앉는다

* 손으로 한쪽 발의 발등부터 발가락까지 감싼다

* 발등을 발바닥 안쪽으로 아치처럼 구부리고 약 5초 유지한
  다

* 양발을 약 10회 반복한다

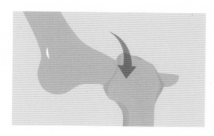 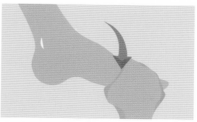

②1일 2회 이상 팔풍혈, 용천혈, 태충혈을 지압한다

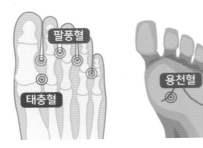

내장형 냉증 개선법

① '관원혈' 주변 열 찜질

＊ 배꼽 중심에서 손가락 세 마디 정도 아래에 위치한 혈자리다

＊ 관원혈 바로 밑에 자궁·난소·직장 혈관을 조절하는 신경이
　 위치한다

＊ 따뜻한 수건으로 관원혈 주변을 찜질한다

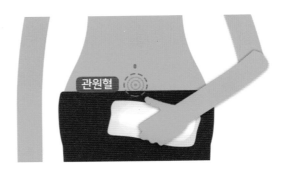

② 1일 2회 이상 차료혈, 하료혈, 삼음교혈 지압한다

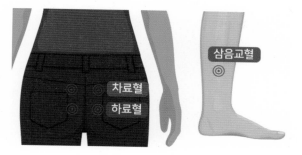

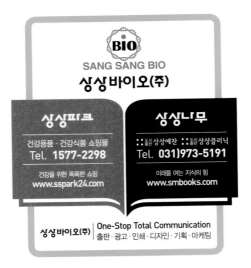

상상나무와 함께 지식을 창출하고 미래를 바꾸어
나가길 원하는 분들의 참신한 원고를 기다립니다.
한 권의 책으로 탄생할 수 있는 기획과 원고가 있
으신 분들은 연락처와 함께 이메일로 보내주세요.

이메일 : ssyc973@daum.net